Dr.med. Martin Schencking
Das Mutmach-Büchlein
Ihres Hausarztes

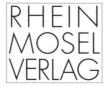

© 2023
2. Auflage
RHEIN-MOSEL-VERLAG
Zell/Mosel
Brandenburg 17, D-56856 Zell/Mosel
Tel 06542/5151 Fax 06542/61158
Alle Rechte vorbehalten
ISBN 978-3-89801-396-3
Ausstattung: Stefanie Thur
Korrektorat: Melanie Oster-Daum
Foto Titel: Olavi Anttila/pixabay.com

Damit die kulturelle Vielfalt erhalten und für die Leser bezahlbar bleibt, gibt es die gesetzliche Buchpreisbindung. Deshalb kostet ein verlagsneues Buch in Deutschland immer und überall dasselbe. Ob im Internet, in der Großbuchhandlung, beim lokalen Buchhändler, im Dorf oder in der Großstadt – überall bekommen Sie Ihre Bücher zum selben Preis.

Dr. med. Martin Schencking

Das Mutmach-Büchlein Ihres Hausarztes

Ein Ratgeber für Erkrankte,
Mutlose, Verzweifelte und Suchende

Für Ariane, Cosima & Constantin

RHEIN-MOSEL-VERLAG

Kaum irgendein Umstand kann schädlicher auf die Gesundheit wirken als die Lebensweise unserer Tage: Ein fieberhaftes Hasten und Drängen aller im Kampf um Erwerb und sichere Existenz.

Es ist kein Wunder, wenn Krankheiten so viele Opfer fordern, denn die Menschheit ist weit von der früheren, einfachen, natürlichen Lebensweise abgewichen.

Nicht etwa, dass die Errungenschaften unserer Zeit geopfert werden müssten,

aber es muss ein Ausgleich gefunden werden, es muss das Gleichgewicht hergestellt werden

in Arbeit und Lebensweise und im Verbrauch an Nervenkraft

Sebastian Kneipp, 1883

Inhaltsverzeichnis

Vorwort	8
Von den Wegbereitern der Resilienzforschung: Paracelsus, Hufeland, Aaron Antonovsky und Viktor Frankl	12
Was sagen uns die Studien?	22
Von einem Allgäuer Pfarrer, der es schon 150 Jahre vorher wusste	26
Hip und Hype: Das »neue« Fach Psychoneuroimmunologie – verborgene Wunden kindlicher Traumata	34
Der Arzt, sein Patient und die Krankheit	39
Können wir Resilienz messen? The »Big Five«	44
Patientenbiografie 1, Doris	48
Patientenbiografie 2, Peter	52
Patientenbiografie 3, Jarno	55
Patientenbiografie 4, Friedchen	58
Patientenbiografie 5, Johannes	60
Patientenbiografie 6, Jakob	64
Patientenbiografie 7, Lena	66
Wenn es Ihnen schlecht geht – Ihr Hausarzt rät	70
Ein Resilienz-Tagesprogramm	86
Schlusswort	90
Abbildungsverzeichnis	94

Geleitwort

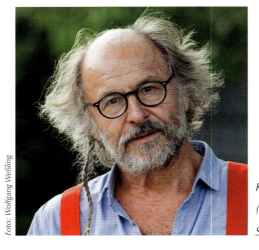

Foto: Wolfgang Weßling

Klaus-Peter Wolf
(Ostfriesenkrimis)
Schirmherr des Hospizes in Norden

»Spannend wie ein Kriminalroman!«

Wer nie sein Brot mit Tränen aß,
Wer nie die kummervollen Nächte
auf seinem Bette weinend saß,
der kennt euch nicht, ihr himmlischen Mächte …!
J.W.v.Goethe: Lied des Harfners, Wilhelm Meisters' Lehrjahre

Alle hier aufgeführten Patientengeschichten entstammen aus der direkten Zusammenarbeit zwischen dem Autor als Hausarzt und den jeweils Betroffenen; jeder Patient hat zu Lebzeiten der anonymisierten Publikation seiner individuellen Geschichte ausdrücklich zugestimmt und dem Autor als behandelndem Arzt die Vollmacht und Entbindung von der ärztlichen Schweigepflicht erteilt, diese im Rahmen des Mutmach-Büchleins in vereinfachter Form zu publizieren. Anderen war es nicht mehr vergönnt, ihre Geschichte lesen zu können, um damit Anderen Kraft zu geben.

Viele Bilder stammen aus meiner Zeit in Bad Wörishofen, in der es mir vergönnt war, die von Sebastian Kneipp 1891 gegründeten Kliniken, welche im Sinne einer integrativen Medizin die perfekte Symbiose aus etablierter Schulmedizin und klassischer Naturheilkunde darstellten, ärztlich zu leiten: Der sorgsame Beobachter Sebastian Kneipp formulierte als erster den Begriff der »Ordnungstherapie« vor 150 Jahren: **Erst als ich Ordnung in die Seelen meiner Patienten brachte … hatte ich vollen Erfolg. Im Maße liegt die Ordnung, jedes Zuviel und jedes Zuwenig setzt an Stelle der Gesundheit Krankheit – quasi das erste Postulat einer Resilienztherapie.**

Resilienz – was heißt dies in Zeiten der Not und des Kummers? Am Schluss finden Sie den letzten Brief des Lebensgefährten meiner Großtante aus Stalingrad von Dezember 1942, nachdem beide sich über 2 Jahre nicht sahen und nur von der Hoffnung lebten, sich irgendwann wieder zu begegnen.

Vorwort

Als begeisterter Hausarzt und Palliativmediziner erfahre ich seit Jahren fast täglich eine Vielzahl von Patientenerlebnissen, die zunächst in einer internistisch-onkologischen Rehabilitationsklinik sowie später in eigener Praxis aufgezeichnet wurden. Ich bin dabei in der direkten Interaktion zwischen Arzt und ihm anvertrauten Patienten[1] oft auch an meine eigenen physischen und psychischen Grenzen gestoßen, insbesondere in der Behandlung schwersterkrankter Patienten, welche eigentlich alle unsere Kraft und Aufmerksamkeit benötigen, denen aber leider in unserem Gesundheitssystem oft gerade diese empathische Zuwendung nicht zuteil wird (oder wie eine langjährig in der Krankenpflege tätige Nonne äußerte, dass jede Anwendung auch immer Zuwendung sei).

Es sind aber gerade auch nicht-onkologische oder palliative Erkrankungen, welche bei den Betroffenen tiefe Schneisen der Verwundbarkeit hinterlassen können; häufig werden diese Erkrankungen als »altersdegenerativ« abgetan, obwohl der Betroffene mehr oder minder einen hohen Leidensdruck hat.

Jeder Arzt erhebt eine Fülle von täglichen Patientenbiografien und Anamnesen, bei denen er sich zurecht fragt, wie diese Patienten – oftmals unter verheerenden Ausgangsbedingungen – überhaupt wieder ins Leben zurück gefunden haben und teilweise ein wahres Leuchtfeuer an Mut und Zuversicht ausstrahlen. In dieser Konstellation kann ich als Hausarzt und Palliativmediziner dem individuellen Patientenschicksal über den gesamten Verlauf der Erkrankung – im Gegensatz zur Klinik – nicht entfliehen, sondern versuche immer wieder aufs Neue »einen guten Job« zu machen und dem Patienten das Gefühl zu geben, dass er ganzheitlich und fachlich adäquat behandelt wird. In genau dieser Situation bekomme ich aber auch täglich das unmittelbare Feedback über mein Tun oder über das Quantum Zuwendung, welches der Patient in meiner Obhut erfahren hat.

Ich stelle jeden Tag ein hohes Maß an Frustration, Verzweiflung, Mutlosigkeit und Verzagen bei vielen Patienten fest, denen das oben genannte Leuchtfeuer an Mut und Zuversicht fehlt. Manchmal wäre vielleicht ein Gespräch unter diesen Patienten viel hilfreicher als sämtliche ärztliche Zuwendung zusammen; ich habe daher nach vielen Gesprächen und Erlebnissen den Wunsch dieser »Leuchtfeuer« aufgegriffen und versuche, deren Geschichte hier zu vermitteln, um aufzuzeigen, wie – ähnlich einem Phoenix aus der Asche –

---

1 *»Patienten« steht stellvertretend immer für männlich/weiblich/divers*

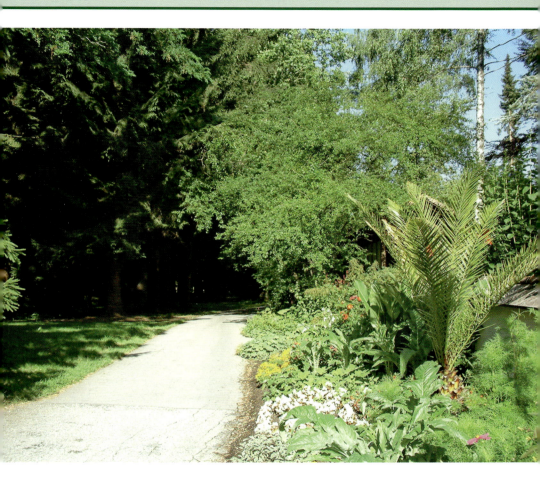

Vorwort

Patienten von schwersten Erkrankungen genesen und was sie aus ihrer Erkrankung lernen und weitergeben könnten.

Eine besondere Erfahrung stellt meine Arbeit als Palliativmediziner mit Sterbenden dar, welche immer häufiger jünger schwerst-erkranken und in wenigen Fällen trotzdem versuchen, mit Mut und Durchhaltevermögen durch die Krankheit zu kommen. Gerade hier führt meine »Mut- und Zuversichtskompetenz« zu einer Ruhe in der zu Ende-gehenden Welt der Betroffenen.

Vor dem Hintergrund der täglichen Konfrontation mit unzähligen Krisen und Herausforderungen wie z. B. dem Klimawandel oder einer nun seit zwei Jahren andauernden Corona-Pandemie und deren mediale, alarmistische und katastrophalisierende Aufarbeitung wächst in der Sprechstunde zudem der Grad von Verzweiflung und Pessimismus unter scheinbar »gesunden« jüngeren Patienten, deren bislang positives Weltbild ins Wanken gerät. Meiner ärztlichen Beobachtung nach besteht hier ein proportionaler Zusammenhang zwischen dieser medialen Katastrophenstimmung[2] und dem allgemeinen Lebensgefühl, was sicher dazu beiträgt, dass viele besorgte und ängstliche Patienten sich – aus vermeintlichem Schutzbedürfnis – freiwillig isolieren, währenddessen andere sich eher radikalisieren und in den Bereich des Querdenkens abdriften.

Der aktuelle Ukraine-Krieg befeuert weiter dieses Lebensgefühl von Hoffnungslosigkeit und Verzweiflung, was sich zusammenfassend niederschlägt in der wachsenden Zahl von manifesten psychischen Störungen, welche Spitzenreiter in der Arbeitsunfähigkeitsstatistik z. B. unter Versicherten der TK sind.[3] Laut der Kaufmännischen Krankenkasse (KKH) leiden immer mehr Menschen aufgrund der genannten Faktoren unter so starken Ängsten, dass diese das Leben aus dem Lot bringen … Besonders betroffen seien jüngere Menschen in der Altersgruppe zwischen 18 und 24 Jahren, … dabei stieg

---

2 »Die Medien und Kommentatoren ihrerseits könnten sich einmal Gedanken darüber machen, inwiefern sie (… mittels angstschürender Praktiken …) dazu beitragen, die Angst im Land am Brodeln zu halten. … Nicht jedes Problem ist eine Krise, eine Plage oder eine Epidemie, und zu den Dingen, die in der Welt passieren, gehört, dass Menschen die Probleme lösen, die sich ihnen stellen.« Pinker, S: Aufklärung jetzt. Für Vernunft, Wissenschaft, Humanismus und Fortschritt. S.Fischer, Frankfurt a.M. 2018, p. 366

3 Gesundheitsreport Arbeitsunfähigkeiten. TK 2021. https://www.tk.de/resource/blob/2103660/ffbe9e82aa11e0d79d9d6d6d88f71934/gesundheitsreport-au-2021-data.pdf

die Zahl der behandlungsbedürftigen Angsterkrankungen zwischen 2010 und 2020 um 51 %.[4]

Ich möchte es aber nicht versäumen, Ihnen einleitend kurz die derzeitige wissenschaftliche Ursachenforschung zu dem mittlerweile ausufernden Thema unserer Widerstandsfähigkeit oder sog. »Resilienz« darzustellen, wobei leider landauf landab Coaching Berater aus allen Bereichen des täglichen Lebens etwas zum Thema »Resilienz« glauben, sagen zu müssen.

Die theoretischen Einführungskapitel (welche ich bewusst in einer Patientennahen Sprache gestaltet habe) werden Ihr Verständnis dieser grundsätzlichen Frage, warum Patienten mehr oder weniger gut durch ihre gesundheitlichen Krisen kommen, deutlich verändern.

Sie werden verstehen lernen, welche Eckpfeiler von Gesundung und Genesung sowie Widerstandskraft wissenschaftlich entdeckt wurden und wie sich diese z. B. bereits in der frühen Kindheit finden lassen.

Apropos frühe Kindheit, es war faszinierend (und erschreckend zugleich) zu beobachten, welche Erkenntnisse der sog. »Psychoneuroimmunologie« zu frühkindlichen und kindlichen Traumatisierungen und deren Auswirkungen auf spätere Erkrankungen sich bei unseren Patienten erkennen lassen.

Ich bin mir sicher, dass viele von Ihnen sich in der einen oder anderen Patientengeschichte wiederfinden werden oder in Ihrem Familien- oder Freundeskreis so erfahren haben. Vertiefen Sie sich in die eine oder andere Patientenbiografie und legen das Buch zur Seite, um den Inhalt sacken zu lassen – und wenn Sie sich nach diesem Mutmachbüchlein besser fühlen und verstehen, was Ihnen Kraft und Zuversicht geben kann, bin ich glücklich – als Ihr Hausarzt.

Martin Schencking, im März 2023

---

4   FAZ Nr. 60, Seite C 1, 12.03.2022: Angststörungen nehmen stark zu.

Von den Wegbereitern der Resilienzforschung

Paracelsus, Hufeland, Aaron Antonovsky und Viktor Frankl

In diesem Kapitel möchte ich Ihnen die wissenschaftlichen Erkenntnisse zur sog. »Resilienz« oder individuellen Widerstandsfähigkeit sowie die maßgeblichen Forschungen hierzu vorstellen. Sie werden sich danach sicher fragen, welche nachgewiesenen Resilienz-fördernden Eigenschaften auf Sie zutreffen und welche nicht – lassen Sie sich überraschen.

Seit Bestehen der Menschheit fragen sich Heiler, Schamanen und Ärzte zurecht, warum es zwei Gruppen der von Ihnen betreuten Patienten gibt: Einerseits diejenigen, die quasi »alles Unheil anziehen«, Krankheit und Siechtum erleiden und daran zugrunde gehen, obwohl deren individuelle Biografien hinsichtlich Herkunft und Stand häufig anderes erwarten ließen. Die Kehrseite bildet eine Gruppe von Patienten, deren biografischer Hintergrund Schlimmes verhieß und die sich wider Erwarten als äußerst robust gegen alle äußeren Einflüsse auf ihr Leben zeigten und überwiegend »gesund« blieben.

Trotz widrigster Umstände von Lebens-beeinflussenden Faktoren des Mittelalters wie Umwelt, Ernährung, Klima, Hygiene oder Infektionskrankheiten wurde dieses Phänomen bereits im 16. Jahrhundert vom deutschen Arzt und Naturforscher Theophrastus Bombastus von Hohenheim (gen. »Paracelsus«) beobachtet, der daraus seine viel beachtete Krankheitslehre formulierte, in der fünf elementare Wesensbereiche des Menschen eine Rolle spielen.

Paracelsus sieht im Menschen fünf grundlegende Aspekte, die der lateinische Originaltext »Ens« (Mehrzahl entia), wörtlich: Wesen, nennt. Paracelsus stellt die fünf »Fürsten« oder »Prinzen« vor, als fünf »Principes«, die den Menschen in seiner leiblich-seelischen Einheit beschreiben und regieren. Von diesen fünf fundamentalen Kategorien, Seinsbereichen des kranken und gesunden Menschen, hat das anatomische Zeitalter unserer naturwissenschaftlich-orientierten Medizin nur noch den mittleren Strang wahrnehmen wollen und entwickeln können, das **»Ens naturale«**, unsere genetische Matrix und die natürliche Konstitution, während zur Interpretation des gesunden und kranken Leibes doch auch gehören: das **»Ens astrale«**, ein weiterer kompletter Kosmos an Zeitlichkeit, unsere Geschichte eben und damit unser biografisches Schicksal; ferner das **»Ens veneni«**, unsere Umwelt mit all ihren toxischen Belastungen, das **»Ens spirituale«**, schließlich mit seinem psychosozialen Kontext und – von diesen vier profanen Daseinskategorien deutlich

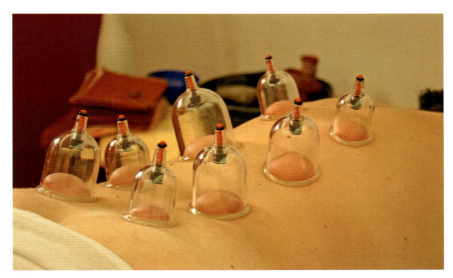

Darstellung der Schröpfkopftherapie, eines der von Paracelsus häufig angewandten Ausleitungsverfahren über die Haut.

abgesetzt – das »**Ens dei**«, das alles verbindende und einen jeden von uns verpflichtende absolute Bezugssystem.[5]

Übersetzt in unser neuzeitliches Denken bedeutet dies, dass bereits vor 500 Jahren einem der bekanntesten Ärzte der damaligen Zeit bewusst war, dass unsere biologische Existenz nur im Kontext und in Abhängigkeit von den externen Faktoren Herkunft, Umwelt, Konstitution und Lebensweise funktioniert und krankmachende Faktoren aus einem Ungleichgewicht dieser Kräfte herrührt.

Allein diese Erkenntnisse sind vor der Tatsache bemerkenswert, dass Paracelsus weder die gesamte neuzeitliche Medizintechnik noch unsere modernen Therapieverfahren zur Verfügung standen, sondern ausschließlich auf erfahrungsheilkundlichem Wissen und Beobachtung des Patienten beruhten.

Überhaupt hatten die Ärzte des späten Mittelalters lediglich das antike Krankheitsverständnis der sog. »Säftelehre« (humores = Säfte) als Diagnose-

---

5 *Schipperges H.: Paracelsus (1493–1541). In: v. Engelhardt/Hartmann: Klassiker der Medizin I. C.H. Beck, München, 1991, p. 96*

Von den Wegbereitern der Resilienzforschung

und Behandlungsverfahren erlernt, die besagt, dass wie bei Hippokrates das Gleichgewicht der Säfte (Humores) und Kräfte die Funktion des Organismus aufrecht erhalten. Die vier Elemente und ihre Qualitäten entsprechen den vier Körpersäften und ihren Qualitäten. Die vier Säfte werden jeweils in einem anderen Organ produziert und wechseln je nach Jahreszeit und Alter in ihrer Bedeutung. Unterschieden wird etwa zwischen Blut, Galle, schwarzer Galle und Schleim. (Sanguiniker: Blut, feucht und warm; Phlegmatiker: Schleim, feucht und kalt; Melancholiker: schwarze Galle, trocken und kalt; Choleriker: gelbe Galle, trocken und warm-aus diesen Säften lassen sich somit unsere Temperamente ableiten).

Gesund ist der Mensch dann, wenn Körpersäfte und Pneuma (Lebensenergie) sich in einem harmonischen Gleichgewicht befinden.[6] Diese Säftelehre oder Humoralpathologie versuchte, durch Beeinflussung des Gesamtorganismus auf dem Wege des Blutes und des Stoffwechsels auch die scheinbar isolierten Organerkrankungen ... zu heilen.[7] Eine Verschiebung dieser Säfte im Sinne eines organischen Ungleichgewichts führte zur Dysbalance, welche »ausgeleitet« werden musste (u. a. mittels Schröpfen, Blutegeln, Schwefel, Quecksilber, Einreibungen und vor allem den gefürchteten Aderlässen, die vermutlich mehr Menschen das Leben kosteten, als sie Leben retteten).

Eigentlicher Hintergrund der absoluten Dominanz dieser Säftelehre war bis in das späte 19. Jahrhundert u. a. das über Jahrhunderte gängige kirchliche Verbot der Beschäftigung von Ärzten mit anatomischer Forschung anhand von Leichensektionen, welches ein tieferes naturwissenschaftliches Verständnis von Krankheitsursachen verhinderte und erst durch Rudolf Virchow Ende des 19. Jahrhunderts mit Forschungen über zelluläre Krankheitsursachen abgelöst wurde.

Die verheerenden Zustände menschlichen Lebens und Ablebens wurden 300 Jahre nach Paracelsus von einem weiteren bedeutenden, thüringischen Arzt und Naturforscher, Christoph Wilhelm Hufeland (1762–1836), der u. a. Hausarzt Goethes sowie des weimarischen und preußischen Hofes war und später die Berliner Universitätsmedizin an der Charité gründete, eindringlich beschrieben:

---

6 Schencking, M: Skript Naturheilkunde. Bad Wörishofen, 2008
7 Aschner B.: Die Krise der Medizin- Ein Lehrbuch der Konstituionstherapie. Hippokrates Verlag Leipzig, 1931. p. 18

Gesetzt, es werden 1000 Menschen geboren, so sterben davon 24 gleich in der Geburt selbst; das Geschäft des Zahnens nimmt ihrer 50 mit; Konvulsionen (Fieberkrämpfe) und andere Kinderkrankheiten in den ersten zwei Jahren 277; die Blattern, die bekanntlich zum allerwenigsten den zehnten Menschen töten, reiben ihrer 80–90 auf; die Masern 10. Sind es Weibspersonen, so sterben davon acht im Kindbett. Schwindsucht (Tuberkulose), Auszehrung und Brustkrankheiten ... Töten 190. Andere hitzige Fieber 150, Schlagflüsse (Schlaganfälle) zwölf, die Wassersucht 41. Also kann man von 1000 Menschen nur 78 annehmen, welche am Alter, d.h. eines natürlichen Todes sterben, denn auch da wird der größere Teil noch durch zufällige Ursachen weggerafft. Genug, es ergibt sich hieraus, dass immer 9/10 vor der Zeit und durch Zufall umkommen.[8]

Seine Beobachtungen zur Überlebensstrategie des Menschen fasste er in seinem heute noch beachteten Hauptwerk »Die Kunst, das menschliche Leben zu verlängern« zusammen, welches 1797 in Jena erschien. Lebenskraft, schreibt er, ist also nur Vermögen; Leben selbst Handlung. Das Leben als Verwirklichung seiner selbst konsumiere sich beständig und die Lebenskraft sei jene Form von Energie, die der Konsumtion (=»Lebensverbrauch«) trotzt. Die Steigerung der Lebenskraft wird zum erklärten Ziel, um die Konsumtion zu verlangsamen. ... Je weniger erkünstelt die Lebensweise der Menschen ist, je weniger geprägt von »Luxus, Üppigkeit und Faulheit«, umso größer sei auch die Chance, möglichst alt zu werden ... Zur Mäßigkeit der sexuellen Leidenschaften sei der »Ehestand« das einzige Mittel, die Lebenskraft zu erhalten ... Überhaupt bestünde die Kunst zur Stärkung der Lebenskraft darin, den »Mittelton in allen Stücken« zu finden, beträfe dies nun das Klima, die Ökonomie oder die geistigen Tätigkeiten. ... Allerdings ist auch der – physische wie seelische – Müßiggang einem hohen Alter abhold. Der Mensch, der lange lebt, wird als »heiter, gesprächig, teilnehmend, offen für Freude, Liebe und Hoffnung« charakterisiert. Er sei nie heftig und kaum zornig, ein »Optimist«, entfernt von »Ehr und Geldgeiz, liebt die Meditation und ist Freund der »häuslichen Glückseligkeit«.

Immer wieder weist Hufeland darauf hin, dass die »Anstrengung der Denkkraft« die Lebenskraft erschöpfe, da man, wenn man keinen »philosophischen Kopf« habe, vom Nachdenken nur unglücklich und kränklich werde. Wer

---

8 *C.W. Hufeland (1797): Die Kunst, das menschliche Leben zu verlängern. Akademische Buchhandlung, Jena. p. 127*

Von den Wegbereitern der Resilienzforschung

dennoch seinen Kopf über Gebühr beanspruche, sollte sich zum Ausgleich genügend Bewegung verschaffen …[9]

Insgesamt erkannte er somit den Wert der **Mäßigung und den Optimismus** eines Menschen als lebensverlängernde Kraft, um ein selbstbestimmtes Leben überhaupt führen zu können. Lediglich derjenige, der dieses »Mittelmaß« im Leben finde, hat seiner Vorstellung nach die Möglichkeit, ein langes Leben zu führen.

Auch die eigentliche Abkehr von der Jahrhunderte-gültigen Säftelehre Mitte des 19. Jahrhunderts führte immer noch nicht zur definitiven Klärung der Frage, warum Menschen überhaupt gesund blieben: Zwar konnte der deutsche Anatom und Pathologe Rudolf Virchow (1821–1902) durch seine intensiven naturwissenschaftlichen Studien die Zelle als eigentlichen Ausgangspunkt von Erkrankungen ausmachen und gab somit der Therapie, der Inneren Medizin, der Chirurgie, aber auch den sich heranbildenden Spezialdisziplinen neue Wegerichtungen[10], kam aber bei der grundsätzlichen Lösung unserer o. g. Fragestellung auch nicht weiter.

Dies gelang dem amerikanisch-israelischen Medizinsoziologen **Aaron Antonovsky** (1923–1994) erst ca. 100 Jahre später, als er bei einer Untersuchung der Frage, wie Frauen verschiedener ethnischer Gruppen sich an das Klimakterium anpassen insbesondere den biografischen Hintergrund der befragten Patientinnen auf die Frage nach einem Aufenthalt in einem Konzentrationslager konkretisierte: 29 % der Frauen, die den Aufenthalt in einem Konzentrationslager überlebt hatten, verfügten über eine gute psychische Gesundheit. … Nach jahrzehntelanger Forschung, warum etwa nach kritischen »life-events« oder Mangelerfahrungen, Gesundheitsstörungen auftreten und welche Risiko- und Belastungsfaktoren bestehen, lautete seine grundsätzliche Frage: **Welche Faktoren ermöglichen Menschen, relativ gesund zu bleiben während andere davon krank werden?**[11]

---

9   https://www.wienerzeitung.at/nachrichten/wissen/geschichte/478926_Die-Kunst-gesund-zu-sein.html?em_cnt_page=2

10 Mann, G: Rudolf Virchow. In: v. Engelhardt/Hartmann: Klassiker der Medizin II. C.H.Beck, München, 1991. p. 203 ff.

11 Goddemeier, C: Aaron Antonovsky. Vater der Salutogenese. Dt. Ärzteblatt, PP, Heft 8, August 2019. p. 366 ff.

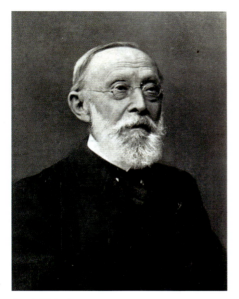 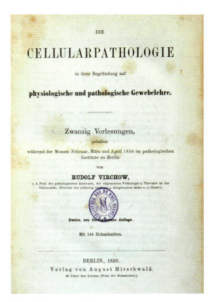

Rudolf Virchow   *Sein Hauptwerk,
die »Cellularpathologie«*

Sein daraus abgeleitetes Grundkonzept der »Gesunderhaltung« oder »Salutogenese« vermittelt die Kernbotschaft, dass Gesundheit kein Normalzustand ist, sondern den Gegenpol zur Krankheit darstellt, weswegen sich der Mensch immer in einer Balance zwischen Gesundheit und Krankheit bewegt. Wesentlichen Einfluss auf den Gesundheits-bzw. Krankheitszustand eines Menschen hat eine allgemeine Grundhaltung der Person gegenüber dem eigenen Leben und der Welt, die er als »**Kohärenzgefühl**« bezeichnet. Je besser dieses Kohärenzgefühl bei einer Person ausgeprägt ist, desto gesünder ist sie …

Von den Wegbereitern der Resilienzforschung

Die drei Grundbestandteile des Kohärenzgefühls sind

A) »**Gefühl der Verstehbarkeit**«: Darunter wird ein kognitives Verarbeitungsmuster verstanden, dass es dem Menschen ermöglicht, Einflüsse von außen strukturiert zu verarbeiten und nicht von Reizen überflutet zu sein, die er nicht einordnen kann (Bezug auf die heutige Generation Internet?).

B) »**Gefühl der Handhabbarkeit**«: Damit beschreibt Antonovsky das Gefühl eines Menschen, in der Lage zu sein, schwierige Situationen bewältigen zu können, sei dies mit Hilfe der eigenen Ressourcen oder mittels des Glaubens an die Hilfe einer anderen Person oder sogar einer höheren Macht …

C) »**Gefühl der Sinnhaftigkeit bzw. Bedeutsamkeit**«: Diese Komponente zielt darauf ab, dass der Mensch es trotz zahlreicher Probleme als sinnvoll empfindet, Energie in die Bewältigung dieser Herausforderungen zu investieren …[12]

Antonovsky war bereits früh klar, dass dieses Kohärenzgefühl in der frühen Kindheit entsteht …[13] Er griff in seiner Argumentation zurück auf Grundthesen der Individualpsychologie des bekannten Arztes und Psychologen **Alfred Adler** (1870–1937), wonach das menschliche Seelenleben zukunftsgerichtet, final verläuft und zwar ganzheitlich, Leib und Seele umfassend, auch das Bewusste und das Unbewusste einheitlich bildend … Da diese Lebenseinstellung in der Kindheit entsteht, ist der Lebensplan noch unverstanden … Das ganze Leben bewegt sich geformt nach einem solchen Lebensbild zielgerichtet. Das Persönlichkeitsideal formt das Schicksal, bestimmt Gesundheit und Krankheit, bestimmt, was wir erleben und was wir nicht erleben …[14]

Wie wir später sehen werden, kann sich dieses Kohärenzgefühl trotz schwierigster Startbedingungen in der Kindheit später dahingehend entwickeln, dass es diese Menschen bis ins hohe Alter schaffen, unbeschadet und »gesund« zu bleiben.

Antonovskys Konzept der Salutogenese hat sich bis heute als wissenschaftliche Lehrmeinung und anerkanntes Erklärungsmodell für Gesundheit und Krankheit durchgesetzt, obwohl fast zeitgleich ein weiterer namhafter Psychiater sein ganzes Leben und wissenschaftliches Werk der Fragestellung von

---

12 Bamberger J: Resilienz im Extremsport am Beispiel des Ultracycling- Eine qualitative Inhaltsanalyse. Diplomarbeit, Klagenfurt, März 2016. p. 11 ff.

13 Siehe 10

14 Neumann, J: Die Individualpsychologie von Alfred Adler. In: Bitter, W: Geist und Psyche. Freud, Adler, Jung. 2. Auflage, Kindler, München 1977, p. 55

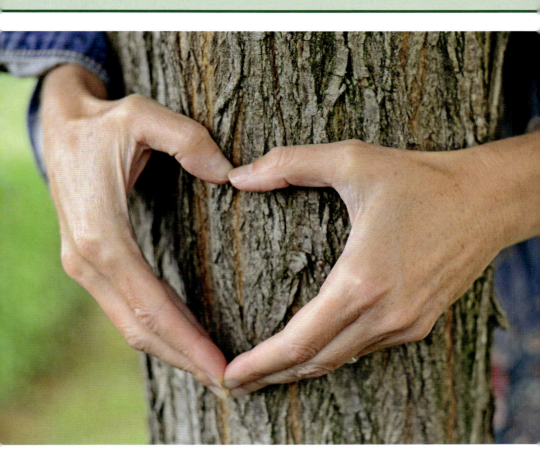

Von den Wegbereitern der Resilienzforschung

gesundheitserhaltenden Faktoren gewidmet hat und heute nahezu in Vergessenheit geraten ist:

Als Begründer der sog. »Dritten Wiener Schule der Psychotherapie« verarbeitete der österreichische Psychiater **Viktor Frankl** (1905–1997) seine Erlebnisse und Erfahrungen in den Konzentrationslagern Theresienstadt, Auschwitz und Türkheim in dem legendären Medizin-Klassiker »Und trotzdem Ja zum Leben sagen«.

Die zentrale Botschaft des Buches: Auch noch unter inhumansten Bedingungen ist es möglich, einen Sinn im Leben zu sehen. Die Gedanken der Häftlinge kreisten um die Frage: Werden wir das Lager überleben? Wenn nicht, dann hätte all das Leiden, dass sie durchmachen mussten, schließlich keinen Sinn. Und so schwand bei vielen Menschen der Wille zum Überleben, bis sie Hunger, Kälte, Krankheit und Misshandlungen keine Kraft mehr entgegensetzen konnten oder sie den einzigen Ausweg aus dem Leiden im Selbstmord sahen. Das zentrale Erlebnis im Konzentrationslager war für Frankl jedoch die Erfahrung, dass es möglich ist, auch noch unter inhumansten Bedingungen einen Sinn im Leben zu sehen. So beschreibt er, dass diejenigen Häftlinge eine bessere Chance hatten, zu überleben, die jemanden hatten, der auf sie wartet: Die Familie, ein geliebtes Kind, einen Partner oder eine wichtige Aufgabe. Wenn sie einen Sinn oder ein Ziel hatten, das ihnen die Kraft zum Weiterleben gab. Für Frankl selbst war es die Vorstellung, dass er in der Zukunft Vorlesungen über die Auswirkungen des Lagers auf die Psyche halten wird, die ihm die entscheidende Kraft zum Überleben gab. Er dachte nicht daran, trotz allem Schrecken und Leid die Hoffnung aufzugeben und die Flinte ins Korn zu werfen. Denn kein Mensch wisse die Zukunft, kein Mensch wisse, was ihm vielleicht schon die nächste Stunde bringe.[15]

Bis heute hat das 1946 veröffentlichte Werk nichts an Aktualität verloren: »… trotzdem Ja zum Leben sagen« (englischer Titel: »Man's Search For Meaning«) wurde in 26 Sprachen übersetzt und weltweit über 12 Millionen Mal verkauft. Bei einem Vortrag im Jahr 1976 lieferte er die Antwort auf die Frage, warum sich sein Buch auch 30 Jahre später noch so gut verkauft: »Weil es sich genau mit dem auseinandersetzt, was den Menschen von heute so sehr unter den Fingernägeln brennt, und das ist das Leiden am sinnlosen

---

15 Anke Hartwig, 2006, Die »dritte Wiener Schule«. Annäherung an die Theorie der Logotherapie von Viktor Emil Frankl, München, GRIN Verlag, https://www.grin.com/document/61574

Leben ... Inzwischen ist die Sinnfrage zum brennendsten Problem von heute geworden, vor allem für junge Leute unter 30 Jahren«, so Frankl.[16]

Die Kernaussage der später von Frankl entwickelten sog. »Logotherapie« ist die Tatsache, dass ein nicht erfülltes Sinnerleben zu psychischen Krankheiten führen kann und somit jeder Mensch lebensnotwendig auf Sinn ausgerichtet ist.[17]

Somit erkennen sowohl Antonovsky wie auch Frankl in der Frage nach der Sinnhaftigkeit des Lebens die zentrale Botschaft der Lehre von der Gesunderhaltung des Menschen; Antonovsky erweitert diese noch um die Frage nach dem Gefühl von Verstehbarkeit und Handhabbarkeit eines Lebens.

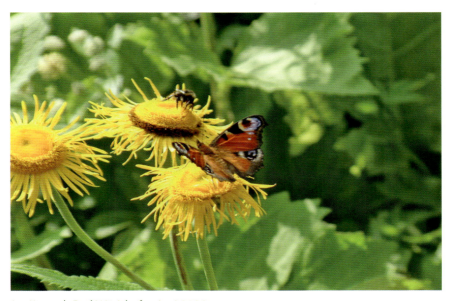

Im Kurpark Bad Wörishofen Juni 2008

---

16 Ebd. Dabei orientierte sich Frankl an der Doktrin Friedrich Nitzsches (»Wer ein Warum zu leben hat, erträgt fast jedes Wie«).

17 Ebd.

Was sagen uns die Studien?

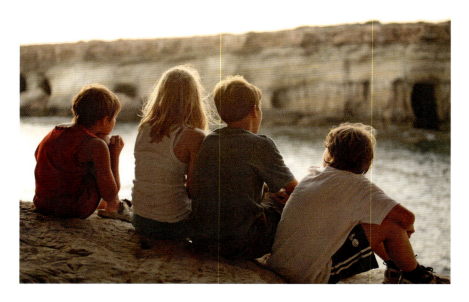

Es war Antonovsky sehr wohl bewusst, dass das Kohärenzgefühl in der frühen Kindheit entsteht, er hatte dies aber zunächst lediglich als Hypothese formuliert.

Erst ab Beginn der 1950er Jahre konnte dies auch in großen Erhebungsstudien, wovon ich Ihnen exemplarisch die **Kauai-Längsschnittstudie** der amerikanischen Psychologinnen Emmy Werner-Jacobson und Ruth S. Smith sowie die **»Isle-of Wight« Studie** des britischen Psychiaters Michael Rutter (1987) kurz vorstellen möchte.

In der **Kauai-Studie** wurden alle 698 Kinder, die auf der gleichnamigen hawaiianischen Insel im Jahr 1955 geboren wurden, über einen Zeitraum von 40 Jahren (1955 bis 1995) von einem Team von Psychiatern, Kinderärzten und Psychologen begleitet, beobachtet und interviewt.[18]

Die wissenschaftlichen Erhebungen erfolgten dann im Alter von 1,2,10,18,32 und 40 Jahren: Dabei zeigte sich, dass 30 % der untersuchten Kinder unter Hochrisikobedingungen (= Risikofaktoren wie chronische Armut, familiäre

---

18 Bamberger J: Resilienz im Extremsport am Beispiel des Ultracycling- Eine qualitative Inhaltsanalyse. Diplomarbeit, Klagenfurt, März 2016. p 14 ff.

Konflikte, Scheidung der Eltern, sonstige Traumata) lebten; 2/3 dieser Kinder waren lern- oder verhaltensgestört bzw. wiesen psychische Erkrankungen auf.

Bei einem Drittel jener Kinder, die mehreren Risikofaktoren ausgesetzt waren, konnte man jedoch resilientes Verhalten entdecken – sie hatten sich trotz widrigster Bedingungen erfolgreich bis ins Erwachsenenalter entwickelt.[19] Als ausschlaggebend wurden bei diesem Drittel der Kinder sog. »Schutzfaktoren« gefunden, die aus personeninternen Merkmalen, Familienmerkmalen und extrafamiliären Faktoren bestehen.[20]

Personeninterne Faktoren	Familienmerkmale	Extrafamiliäre Faktoren
Kindseigenschaften, die bei Erwachsenen positive Reaktionen auslösen	Kind hatte mind. 1 stabile fürsorgliche Bezugsperson	Finden von Ersatzeltern
Relativ selbstständig, bereits im Vorschulalter	Schulbildung der Mutter	Kontakte zu Peers/Gleichaltrigen
Hohe Problemlösefähigkeit, bereits als Schulkinder	Religiöse Überzeugungen	Nachbarn als Ressource
	Zeit von >2 Jahren zwischen Erst- und Zweitgeborenem	Lehrer als Ressource: Schule als zweites Zuhause

Schutzfaktoren der Kauai-Studie. Quelle: Autor

---

19 Ebd.
20 Perrez, M: Klinische Stress- und Resilienzforschung: Was können wir daraus lernen? Universität Freiburg. https://docplayer.org/26485589-Klinische-stress-und-resilienzforschung-was-koennen-wir-daraus-lernen-meinrad-perrez-universitaet-freiburg.html

Was sagen uns die Studien?

Kernaussage dieser wichtigen Studie ist z. B., dass die Wahrscheinlichkeit einer guten und gesunden Entwicklung proportional zu den vorhanden Schutzfaktoren (s.o.) steigt:

Laut Emmy Werner wurde dies als »Kette schützender Faktoren« bezeichnet, deren Glieder sich gegenseitig verstärken und miteinander interagieren.[21]

Im Prinzip war die sog. **»Isle-of-Wight«-Studie** ähnlich aufgebaut: Beobachtet wurden zwischen 1964 und 1974 Kinder, die auf der britischen Isle-of-Wight aufgewachsen waren. Dazu wurden alle Eltern und Lehrer von Kindern zwischen dem 10. und 12. Lebensjahr zu der psychischen Gesundheit ihrer Kinder befragt. Danach wurden jene Kinder ausgewählt, bei denen das Risiko hoch war, eine psychische Erkrankung zu entwickeln, einem strukturierten Interview unterzogen. Nach einigen Jahren fand ein weiteres Interview statt.[22]

Etwa 40 % der 14- bis 15-jährigen berichteten über Gefühle des Unglücklich Seins, 20 % gaben Selbstwertkrisen an und 7 % hatten Suizidideen. Es konnte dargestellt werden, dass die Wahrscheinlichkeit, eine psychische Störung zu entwickeln, von der Anzahl der Risikofaktoren, denen ein Kind ausgesetzt ist, abhängt.[23]

Sie werden im Verlauf bei unseren Patientenbiografien sehen, wie eminent wichtig diese Erkenntnisse für das Entstehen von schwerwiegenden Erkrankungen sind: Fast immer finden wir – insbesondere bei Patientinnen (Doris, Friedchen) – traumatisierende Auslöser in der Kindheit und frühen Jugend sowie gleichzeitig Schutzfaktoren, welche eine schrittweise Gesundung und Überleben im späteren Alter ermöglichen.

Leider habe ich (wie viele andere auch) im Studium von diesen Zusammenhängen so gut wie nichts erfahren; erst durch die spätere Sprechstundenarbeit am Patienten wurde ich fast täglich damit konfrontiert. Es ist daher von elementarer Bedeutung, dass angehende Ärztinnen und Ärzte die Anamneseerhebung (Erhebung der Patientenbiografie) intensiv erlernen und Respekt vor der wichtigsten Eigenschaft in diesem Zusammenhang entwickeln: zuhören, zuhören, zuhören.

---

21 Bamberger J: Resilienz im Extremsport am Beispiel des Ultracycling- Eine qualitative Inhaltsanalyse. Diplomarbeit, Klagenfurt, März 2016. p. 14 ff.
22 Ebd., 15 ff.
23 Herpertz-Dahlmann B, Bühren K, Remschmidt H: Growing up is hard-mental disorders in adolescence. Deutsches Ärzteblatt Int 2013; 110(25):432-440.

Der bekannte amerikanische Kardiologe Bernhard Lown hat dies pointiert so ausgedrückt: Die Kunst des Zuhörens – das Kernstück einer kunstgerecht am Patientenbett ausgeübten Medizin. Erfolgreiches Zuhören schließt alle Sinnesorgane ein, nicht nur die Ohren. Die Ausübung der medizinischen Kunst erfordert nicht nur die ausgezeichnete Kenntnis der Erkrankung selbst, sondern auch die Wahrnehmung intimer Einzelheiten aus dem emotionalen Leben des Patienten. ... Die Notwendigkeit, sich allumfassend mit dem Patienten zu beschäftigen, wird niemals in medizinischen Lehrbüchern zur Sprache gebracht oder während der medizinischen Ausbildung erwähnt. Um erfolgreich heilen zu können, muss ein Arzt vor allen Dingen zum Zuhören erzogen werden ... Zuhören können ist das komplizierteste und schwierigste aller Instrumente im Repertoire des Arztes ...[24]

---

24 Lown, B: *Die verlorene Kunst des Heilens. Anleitung zum Umdenken.* Suhrkamp, Stuttgart, 2003, p.24

Sebastian Kneipp

Von einem Allgäuer Pfarrer, der es schon 150 Jahre vorher wusste ...

Ich hatte das große Glück, als leitender Arzt über mehrere Jahre in Bad Wörishofen die Geschicke der Kliniken Sebastianeum, Kneippianum und die Kneippsche Kinderheilstätte (sog. »Kneippsche Stiftungen«) zu verantworten, – Orte einer gelungenen Synthese aus Schul- und komplementärer Medizin (»Integrative Medizin«) als Sinnbild einer empathischen und Zuwendungsorientierten Medizin, in welcher – zumindest annähernd – eine Idealvorstellung von Heilung und Gesundung gelebt wurde. Leider ist heute ein Großteil dieser Kneipp-Institution Geschichte bzw. musste aufgrund monetärer Zwänge unseres Gesundheitswesens aufgegeben werden.

Pfarrer Sebastian Kneipp wurde am 17. Mai 1821 in Stefansried im Bayerischen Allgäu geboren.

In jungen Jahren schwer erkrankt, überzeugte er sich etwa im Jahre 1849 im Selbstversuch von der Heilkraft des Wassers. Dreimal wöchentlich nahm er im Winter drei bis vier Sekunden dauernde Halbbäder in der 10–15 °C kalten Donau. Seine rasche Genesung nach dieser Kur führte er auf seine Wasserkur zurück.

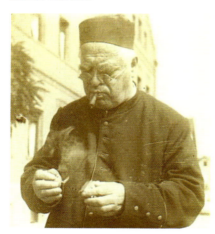

Kneipp vor dem Sebastianeum

Nach seiner Genesung studierte Kneipp Theologie. 1881 wurde er Pfarrer in Bad Wörishofen. Hier setzte er seine Wassertherapie insbesondere bei den Armen seiner Gemeinde, die sich keinen Arzt leisten konnten, ein und überzeugte sich von deren heilsamer Wirkung.

Bestandteile seiner Hydrotherapie sind Güsse, Waschungen, Teil- oder Ganzbäder, mit kaltem oder warmem Wasser oder beides im Wechsel, Wickel, Auflagen und Dämpfe.[25]

Als erste sog. »Kneippsche Stiftung« (ähnlich einer Klinik) wurde 1891 das

---

[25] Haug, C: Literaturübersicht und Beurteilung von Studien zum Wirksamkeitsnachweis der kneippschen Hydrotherapie. Med.Diss, Ulm, 2003, p.4

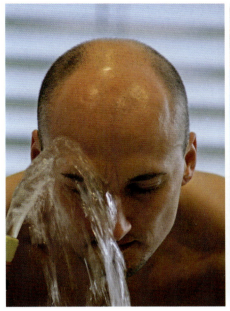 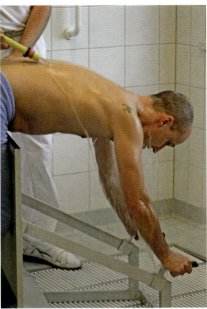

Der Gesichtsguss   *Der Rückenguss*

»Sebastianeum« gegründet, 1893 gefolgt von der Kneippschen Kinderheilstätte als 2. Stiftung und zuletzt die Klinik »Kneippianum« 1896, um dem Ansturm der Patienten irgendwie Herr zu werden und um die Kranken auch stationär nach den Kneipp'schen Therapieprinzipien **Wasser** (Hydrotherapie), **Ordnung** (Ordnungstherapie), **Kräuter** (Phytotherapie), **Bewegung** (Bewegungstherapie) und **Ernährung** (Ernährungstherapie/Diätetik) behandeln zu können. Gedrängt vom Abt des Klosters Beuron schrieb Kneipp seine hydrotherapeutischen Kenntnisse nieder; 1886 erschien sein erstes Werk »*Meine Wasserkur*«. Kneipp bemerkte in diesem Buch im Vorspann, dass er die Menschen zur Selbsthilfe anleiten möchte, damit nicht so viele zu ihm kämen. Das Buch wurde ein Bestseller, es wurde in 17 Sprachen übersetzt und nunmehr kamen noch mehr Hilfesuchende zu ihm.

Auf seinen 32 Vortragsreisen durch ganz Europa wurde er umjubelt; weitere Bücher folgten: 1889 »*So sollt ihr leben*«, in welchem er bereits die Grundzüge eines ganzheitlichen, modernen Naturheilverfahrens, das auf den erwähnten Säulen beruht, darstellte.

Sebastian Kneipp

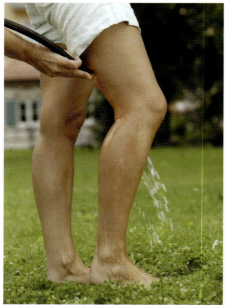 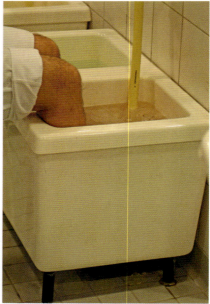

Der Wechselknieguss *Das ansteigende Fußbad*

1893 folgte »*Mein Testament für Gesunde und Kranke*« und »*Ratgeber für Gesunde und Kranke*«, in welchem er – quasi als Vorausschau auf die Ursachen psychischer Erkrankungen – erkannte, **dass kaum irgend ein Umstand schädlicher auf die Gesundheit wirken kann, als die Lebensweise unserer Tage: ein fieberhaftes Hasten und Drängen aller im Kampfe um Erwerb und sichere Existenz. Es muss das Gleichgewicht hergestellt werden zwischen der Lebensweise und dem Verbrauch an Nervenkraft. Haben viele nicht Gelegenheit zur Erhaltung und Vermehrung ihrer Kräfte, so ist es notwendig, dass wenigstens zeitweilig alle Teile des Körpers geübt und in Bewegung gesetzt werden.**[26] 1897 verstarb er an seiner letzten Wirkungsstätte, dem Dominikanerinnenkloster in Bad Wörishofen.

---

26 Zitiert nach Brenke R., Siems W: Reduktion prooxidativer u. Stärkung antioxidativer Prozesse … Schweizerische Zeitschrift für Ganzheitsmedizin 2013; 25:41-50

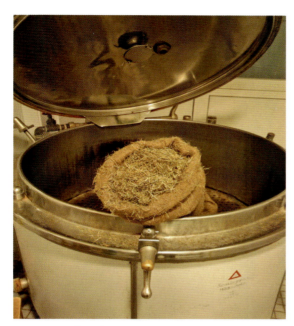

Der Heusack. Sebastianeum, 2007

Trotz der Tatsache, dass er zeitlebens immer betonte, kein Arzt zu sein, wurde Kneipp von der etablierten Schulmedizin heftig kritisiert: So äußerte u. a. Professor Hugo von Ziemssen (1829–1902, Direktor des Münchner Allgemeinen Krankenhauses), dass Kneipp, »*der Kakochomist, Kneipp der Anhänger einer längst überholten Humoralpathologie sei. … Kneipp, der große Betrüger von Wörishofen.*«[27]

Um diesen ärztlichen Anfeindungen zu begegnen, gründete Kneipp 1894 den »Kneipp-Ärzte Bund«, dass seine Methode von Ärzten aufgegriffen und studiert werden möge.[28]

---

27 Zitiert nach Achim Wölfing: Entstehung und Bedeutung des Begriffes Schulmedizin. Die Auseinandersetzungen zwischen der naturwissenschaftlichen Medizin und Vertretern anderer Heilmethoden im 19. und 20. Jahrhundert. Freiburg i. Br. 1974, S. 118.

28 https://www.kneippaerztebund.de/der-verband/geschichtliches/

Sebastian Kneipp

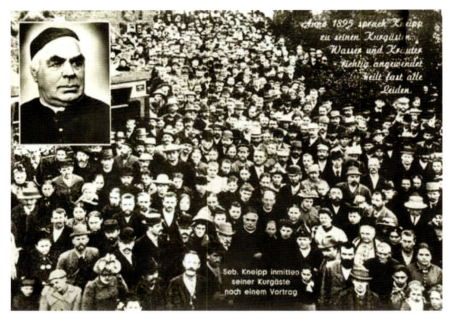

Kneipp nach seinen Kurvorträgen.

Die eigentliche Kneipp-Therapie ist immer das Zusammenspiel aller fünf Wirkprinzipien: Wasser, Kräuter, Ernährung, Bewegung und Lebensordnung.[29]

Die fünfte Säule, die »Ordnungstherapie«, versinnbildlicht am deutlichsten die Körper-, Geist- und Seele umfassende Philosophie der fünf Säulen nach Kneipp. Kneipps Ausspruch, **erst als ich Ordnung in die Seele meiner Patienten brachte, hatte ich vollen Erfolg,** zeigt die **Ganzheitlichkeit dieser Philosophie.**[30]

Ein wichtiges Ziel in der Ordnungstherapie nach Kneipp ist, eine Lebensordnung, die gesundheitsorientiert und sinnerfüllt ist, herzustellen. Im Rahmen der Kneipptherapie wird zunächst durch kleine und sich dann individuell steigernde Reize das vegetative Nervensystem, das die unbewussten physiologischen Vorgänge in unserem Körper regelt, trainiert und stabilisiert. Dadurch wird der Körper zu einer positiven Gegenreaktion veranlasst.

---

29 Meyer, A: Die Kneippsche Gesundheitslehre. Vortrag Sebastianeum, Mai 2002
30 Ebd.

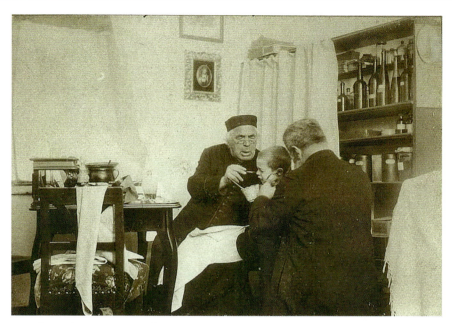

Sprechstunde Kneipps im Sebastianeum während Arnica-Pinselung eines Kindes mit Mittelohrentzündung 1896. Im Vordergrund: Mein Vor-Vorgänger und erster Kneipp-Arzt, Dr. med. Alfred Baumgarten.

Im geistig-seelischen Bereich, in dem die Steuerung dieser Verhaltensweisen abläuft, verlangt die Kneipptherapie das Setzen von Wertmaßstäben zu einer gesundheitsfördernden Lebensführung. Die neu gewonnenen Orientierungspunkte für die eigene Gesundheit sind so gestaltet, dass sie für den Alltag übernommen werden können, also möglichst einfach und voller konkreter, positiver Vorschläge. Somit entspricht die Ordnungstherapie mit ihrer über 150-jährigen Tradition dem, was heute das salutogenetische Prinzip der Förderung von gesundheitsbildenden Prozessen im Seelischen und Körperlichen von Antonowski 1979 beschrieben wurde. Die Ordnungstherapie nach Kneipp stellt ein übergeordnetes Regulationsprinzip dar, welches auch in den anderen vier Säulen wirksam ist. Grundlage für ordnungstherapeutische Aspekte sind physiologische, psychologische sowie chronobiologische Prozesse des Menschen.

Sebastian Kneipp

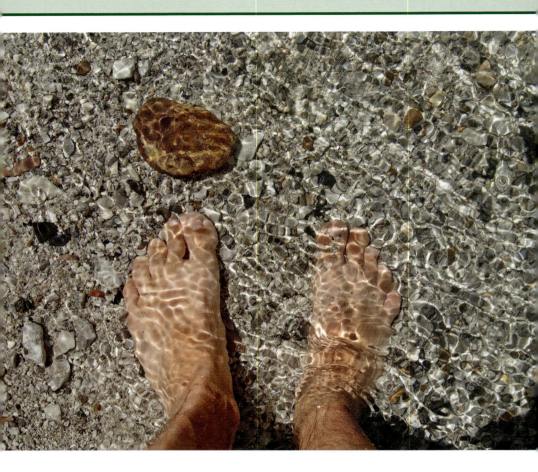

Das Ziel der Ordnungstherapie ist die Entwicklung von Selbstkompetenz und Handlungskompetenz des Menschen durch Stärkung von drei Ebenen: der psychosozialen Ebene einschließlich emotionaler und kognitiver Aspekte, der körperlichen Ebene und der heute immer wichtiger werdenden spirituellen Ebene. Heute liegt oft eine große Bedeutung der Ordnungstherapie in der Optimierung von Stressbelastbarkeit im privaten wie im beruflichen Umfeld. **Ziel ordnungstherapeutischer Maßnahmen ist die Entwicklung von Ressourcen und Potenzialen (ergo den Selbstheilungskräften und somit Resilienzfördernd), die jedem Menschen innewohnen.**[31]

Ähnlich ist auch das Mind-Body-Konzept von Benson an der Harward-Universität seit 1990 beschrieben worden. In diesem Konzept ist die persönliche Gesundheitsfürsorge ein tragendes Element mit dem Grundgedanken, dass es eine untrennbare Verbindung zwischen Körper, Geist und den komplexen Verbindungen zwischen Gedanken, Körper und der Umgebung gibt. Die heutige Wissenschaft spricht in diesem Zusammenhang von der Psychoneuroimmunologie (siehe auch weiter unten).[32]

Als intensiver Beobachter von Krankheitssymptomen z. B. seelischer Störungen erkannte Kneipp (ähnlich wie Hufeland), dass »im Maße die Ordnung liege, jedes Zuviel und jedes Zuwenig setzt an Stelle der Gesundheit Krankheit.«[33]

Sie werden im weiteren Verlauf bei den Patientenbiografien erleben, dass zu einem speziellen Zeitpunkt des Erstauftretens der eigentlichen Erkrankung dieses Maß gekippt ist, häufig vor dem Hintergrund traumatischer Lebenserfahrungen oder sonstigen Brüchen der individuellen Lebenslinie und es lange dauerte, bis wieder ein Grundmaß an Ordnung, Gesundung und Wiederherstellung erreicht wurde.

---

31 Schencking, M: Script Naturheilverfahren der ärztlichen Fachweiterbildung. Bad Wörishofen, 2008

32 Novoa-Lill, P: Wasser 2: Kneipp-Therapie. In: Dahlke, R (Hg.): Das große Buch der ganzheitlichen Therapien. München, 2007, p.513 ff.

33 Ebd.

Resilienz

Hip und Hype – Das »neue« Fach Psychoneuroimmunologie – verborgene Wunden kindlicher Traumata

Sie haben bereits eine Menge erfahren über Resilienz und welche menschlichen Eigenschaften damit assoziiert sind; zudem wissen Sie jetzt einiges über uns krankmachende Faktoren und wie wir diesen begegnen können.

All diese Erkenntnisse finden ihr Korrelat in einem relativ neuen Querschnittsfach (aus Pädagogik, Biologie, Psychologie, Humanmedizin u.v.m.), der sogenannten »**Psychoneuroimmunolgie**«:

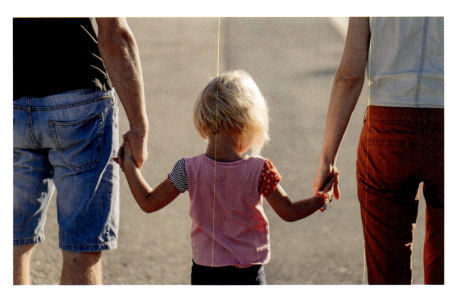

Diese wissenschaftliche Disziplin hat es sich zur Aufgabe gemacht, das Verhältnis zwischen Immunität, unserer hormonellen Steuerung sowie deren Vernetzung mit dem zentralen und peripheren Nervensystem insbesondere vor dem Hintergrund verschiedener Stressoren zu untersuchen. Dabei war bereits zu Beginn der eigentlichen Forschungsaktivitäten klar, dass chronischer Stress sich signifikant auf die Funktionen unseres Immunsystems mit daraus entstehenden Erkrankungen auswirkt.[34]

---

34 Tausk F., Elenkov I., Moynihan J.: Psychoneuroimmunology. Dermatol Ther. Jan-Feb 2008;21(1):22-31

Man geht davon aus, dass Stress nicht nur einfach eine biologische Reiz-Antwort-Reaktion unseres Körpers ist, sondern vielmehr die Interaktion zwischen dem Individuum und seiner Umwelt bedeutet, wobei diese immer eine subjektive Wahrnehmung von Einzelstressoren und somit eine Art »personalisierten Prozess« darstellt.

Jedes Individuum geht dabei anders mit Stressoren um. Diesbezüglich kristallisieren sich zunehmend vier Faktoren heraus, welche hinsichtlich Gesundung oder Erkrankung entscheidend sind:

I. Meiden oder Suchen von Stress getriggerten Situationen oder Umgebung;

II. die Art und Weise, mit Stressoren umzugehen vor dem Hintergrund eigener Fähigkeiten und Erfahrungen;

III. Intensität eigener Stresserfahrung und

IV. eigene Bewältigungsstrategien.[35]

Erkannt wurde zudem, dass das Erleben von ständigen, oft nur subjektiv merkbaren **Kränkungen** mit chronischem Stress gleichzusetzen ist. Dabei wird Kränkung als nachhaltige Erschütterung des Selbst und seiner Werte definiert, deren Nicht-Aufarbeitung häufig zu Selbstwertzweifeln ... bis hin zu Bluthochdruck, Herzrhythmus- oder Stoffwechselerkrankungen führen können.[36]

Als Folge der Grundlagenforschung zur Resilienz im Kindes- und Jugendalter sowie ausgehend von den Ergebnissen der »Isle-of Wight« und »Kauai-Studie« widmeten sich die Psychoneuroimmunologen vermehrt der Frage, wie genau es sich eigentlich mit kindlichen Traumata oder Stressoren sowie deren Auswirkungen auf die spätere Gesundheit oder Krankheit verhält: Hierbei konnte klar anhand verschiedener klinischer Laborparameter gezeigt werden, dass (früh)kindlicher Stress oder auch Missbrauchserfahrung später mit erhöhten Entzündungsparametern (teilweise noch 20 Jahre später gut messbar) sowie entsprechenden Krankheitsbildern einhergehen kann. Dabei triggern Kindheitstraumata ähnlich stark wie physische Traumata das Immunsystem. Eine maßgebliche Rolle spielen hier die sog. »pro-inflammatorischen Zytokine«

---

35 Lecic-Tosevski D., Vukovic O., Stepanovic J.: Stress and personality. Psychiatriki. Oct-Dec 2011; 22(4):290-7

36 Psychoneuroimmunologie: Krank durch Kränkung. https://aerztezeitung.at/2017/oaz-artikel/medizin/psychoneuroimmunologie

Resilienz

(Entzündungseiweiße des Immunsystems), deren signifikant erhöhte Aktivität z. B. bei Angst-und Panikstörungen, Depressionen oder Schizophrenien messbar ist.[37]

Kindliche Stressoren wie auch Missbrauchserfahrungen oder Vernachlässigung können später sich gleichermaßen in Erkrankungen des Immunsystems, z. B. beim allergischen Asthma, wiederfinden.[38] [39]

Die individuelle Stressreaktion unseres Körpers lässt sich u. a. relativ spezifisch anhand der Hormone Cortisol, Noradrenalin oder auch Neopterin messen.[40]

Es besteht ein linearer Zusammenhang zwischen widrigen Erfahrungen in früher Kindheit (u. a. Scheidung der Eltern, allein erziehende Mutter, unsichere Bildung, Waisenhausaufenthalt, frühe Missbrauchs-Traumatisierung etc.) und diversen Krankheiten im Erwachsenenalter wie Koronare Herzerkrankung, Krebs, chronische Lungenerkrankungen, Lebererkrankungen, Autoimmunerkrankungen sowie Rauchen, Alkohol- und Substanzmittelmissbrauch.[41]

Im Umkehrschluss muss man sich erneut die Frage stellen, was denn nun genau kindliche Resilienz in unserer täglichen Praxis bedeutet.

Auch hierauf hat die Wissenschaft eine Antwort gefunden: Resilienz bedeutet in diesem Zusammenhang, dass Kinder trotz Aufwachsens mit bedeutenden frühkindlichen Risiken und Belastungen psychische Gesundheit entwickeln … Resilienz ist somit weniger ein stabiles Persönlichkeitsmerkmal, sondern vielmehr ein Prozess oder Ergebnis der Interaktion zwischen einem Individuum und seiner Umwelt, weshalb ihr Erwerb sowohl von personenbezogenen Merkmalen als auch von Merkmalen der Umwelt abhängt. … Zwei Bedin-

---

37 Danese A., Lewis J. S.: *Psychoneuroimmunology of Early-Life Stress. The Hidden Wounds of Childhood Trauma?* Neuropsychopharmakology.2017 Jan; 42(1): 99-114

38 Wikenius E.: *Can Early Life Stress Engender Biogical Resilience? Commentary.* J. Child Adolescence Trauma 2021 Mar; 14(1):161-163

39 Schubert C.: *Psychoneuroimmunolgie des Lebenslaufs: Einfluss von Stress in der Kindheit auf Immunfunktionsstörung und entzündliche Erkrankung im weiteren Leben.* Psychoth Psychosom Med Psychol 2014: 64(05):171-180

40 *Sowohl experimentell wie auch klinisch konnte nachgewiesen werden, dass eine dauernde stressbedingte Achsenaktivierung des Kortisolspiegels (Hyperkortisolismus) zum Crash im Immunsystem mit verringerten Kortisolwerten (gestörter zirkadianer Rhythmus) einhergeht, insbesondere vor dem Hintergrund kindlicher Misshandlung oder Traumata.*

41 Maaß, V.: *Psychoneuroimmunologie über die Lebensspanne: Frühkindliche Traumatisierung und Entzündungserkrankungen im Erwachsenenalter. Wechsel-Wirkungen.* Forschung für die Praxis XI, Arbeitstagung, München 14. Nov. 2014, p. 2 ff.

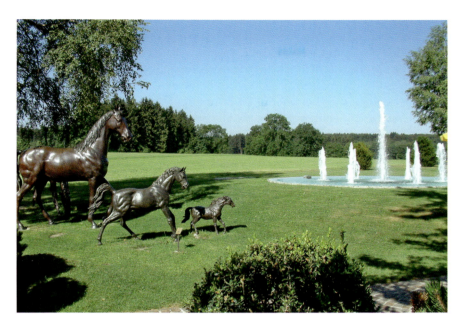

gungen müssen erfüllt sein: Erstens muss das Individuum in der Vergangenheit Risiken ausgesetzt gewesen sein, welche dessen Entwicklung auf bedeutsame Weise bedroht haben … Zweitens muss sichergestellt sein, dass das Individuum zum gegenwärtigen Zeitpunkt positiv an seine Umwelt angepasst ist …[42]

Wie Sie in den nachfolgenden Patientenbiografien entdecken werden, finden diese wissenschaftlichen Erkenntnisse eindeutig ihre Bestätigung in der Patienten-»Urgeschichte« z. B. eines schweren kindlichen Missbrauchs oder Gewalterfahrungen und in späterer Folge im Erwachsenenalter aufgetretenen Schmerz-, Autoimmunerkrankungen oder psychiatrischen Krankheitsbildern wie Depression oder Suizidalität (Doris, Friedchen).

Natürlich existiert eine Hemmschwelle, sich diesbezüglich einem Arzt anzuvertrauen.

Da ich als Hausarzt die Patienten und deren Angehörige über Jahre betreue und quasi immer weiter in deren Lebensgeschichte miteinbezogen werde,

---

42 Job AK, Dalkowski L., Hahlweg K, Muschalla B., Schulz W: Resilienz: Längsschnittliche Betrachtung von Kindern mit Risikofaktoren. Praxi- Kinderpsychol. Kinderpsychiat. 69/2020, 749-767

Resilienz

habe ich es naturgemäß einfacher, bei immer wiederkehrenden Beschwerden tiefer nachfragen zu können, oft auch von den Lebenspartnern direkt mit dem Leiden des Partners/in konfrontiert werde. Häufig sind es in der täglichen Praxis die drastisch zunehmenden »Somatisierungsstörungen« (Körperwahrnehmungsstörungen), welche durch vermeintliche, körperliche Symptome auffällig werden, die aber überhaupt keinen organischen Grund haben und deren Ursache im seelischen Bereich liegt oder Ausdruck einer psychosomatischen Erkrankung, wie Angst-und Panikstörung bedeuten können.

Besonders hellhörig sollte der Arzt bei der fortlaufenden Patientenklage über z. T. langjährige Schlafstörungen werden, welche leider in früheren Zeiten zu oft mit der Gruppe der sog. »Benzodiazepine« (Valium® etc.) behandelt und Patienten in eine z. T. jahrzehntelange Medikamentenabhängigkeit (in Unkenntnis oder Nichtvorhandensein von z. B. Verhaltenstherapie oder anderer psychotherapeutischer Verfahren) getrieben wurden.

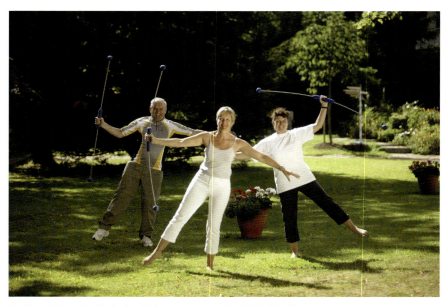

Stabytraining im Park des Sebastianeums, Bad Wörishofen

Der Arzt, sein Patient und die Krankheit[43]

Als 1964 der ungarisch-britische Psychoanalytiker **Michael S. Balint** (1893–1970) die Erstausgabe seines wissenschaftlichen Blockbusters mit o. g. Titel veröffentlichte, schwante ihm wohl nicht, dass alle Generationen von Ärzten nach ihm bis heute mehr oder minder mit seinen zentralen Fragestellungen geschult oder vertraut sind: Sein Grundthema beschäftigt sich zum einen mit der Frage, welche Kenntnisse und Fähigkeiten ein Arzt besitzen muss, um »zwischen den Zeilen lesen« und seelische Leiden und Bedürfnisse der Patienten überhaupt verstehen sowie im Anschluss therapieren zu können.

Zum anderen formulierte er erstmals die Forderung an jeden Arzt zur kritischen Introspektion und Reflexion seiner eigenen Wünsche, Bedürfnisse und Kompetenzen, um überhaupt erfolgreich als »Heiler« agieren zu können, was uns nun zu dem Grundthema dieses Kapitels führt: Patienten in ihren tiefsten Krisen, seelisch oder organisch, bedürfen – neben ihrer Resilienz und Selbstheilungskraft – kompetenter, empathischer und erfahrener Ärzte, was leider in den heutigen Zeiten aufgrund vielfältiger Faktoren immer schwieriger wird.

Neben ärztlicher Kompetenz und Empathie setzt Heilung zunächst ein Grundverständnis vom Werden und Entstehen von Krankheit voraus; Balint fragt in diesem Zusammenhang kritisch – was war eher da: die chronisch organische Krankheit oder eine bestimmte Art von Persönlichkeit? Sind beide voneinander abhängig, oder ist eines die Ursache und das andere die Wirkung, und zwar welches von beiden?[44]

Schon vor 500 Jahren war einer der Urlehrer unserer heutigen Medizin, Paracelsus, zwar davon überzeugt, dass keine Krankheit so groß ist, dass Gott nicht eine Arznei wider sie geschaffen habe«, sah aber auch, dass »eine jegliche Krankheit wie ein Fegefeuer ist. Das soll der Arzt wissen und daran denken, damit er sich nicht vermesse, den Zeitpunkt der Gesundung oder der Wirkung seiner Arzneien im Voraus zu bestimmen …[45]

---

43 In Anlehnung an das Standardwerk von Michael Balint- »Der Arzt, sein Patient und die Krankheit« von 1964

44 Balint, Michael: Der Arzt, sein Patient und die Krankheit. 10. Auflage, Klett-Cotta, Stuttgart 2001. p. 334

45 Paracelsus. Lebendiges Erbe. Reichl Verlag, St. Goar, 2001. p. 83

Resilienz

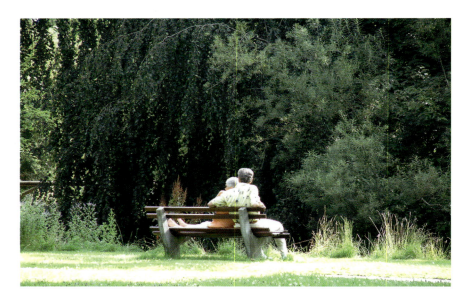

Die Diskussion um die Rolle seelischer und biografischer Einflüsse auf das Entstehen und die Prognose von Krankheiten nahm dann spätestens mit Hufeland intensiv zu und wurde z. B. von dem Nestor der europäischen Ernährungslehre (Diätetik), **Dr. Max Bircher-Benner** (1867–1939) bereits in den 1920er Jahren des vorigen Jahrhunderts – quasi auf dem Boden der Kneipp'schen Ordnungstherapie – bodenständig robust erklärt: Unordnung ist Krankheit … es gibt keine Krankheit, die nur den Körper, nur die Seele erfasste, und wenn der Schein noch so trügt. Stets sind Körper und Seele gemeinsam erkrankt, stets bedarf es der Wiederherstellung sowohl des Körpers als der Seele … Der Arzt hat zu prüfen, warum der Mensch vor ihm so, wie er ist, geworden ist, welches Erleben ihn so gemacht hat. Er wird stets auf gestörte, krumm gewordene, verkrüppelte, unausgewachsene Beziehungen stoßen, auf Erlebnisse, die zumeist in der Kindheit liegen, die nicht richtig verarbeitet oder – bildlich gesprochen – nicht verdaut wurden …[46]

Balint wiederum war derjenige, der die Prozesse der Krankheitsverarbeitung intensiv analysierte und zu der Erkenntnis kam, **dass einer der primitivsten und mächtigsten Triebe der menschlichen Seele der Narzissmus ist.** Von

---

[46] Bircher-Benner, Max: Mein Testament. Bircher-Benner Verlag, Bern, 1989. p. 138

innen, vom Individuum her gesehen bedeutet das, dass der Mensch sich ganz, unverletzlich, unsterblich, wichtig, tüchtig und vor allem liebenswert glaubt. ... Es ist ein schwerer Schock, wenn wir einsehen müssen, dass unser Körper (oder unsere Seele) aufgrund der Krankheit nicht funktionstüchtig ist und vielleicht nie wieder so leistungsfähig werden wird, dass wir die Gewissheit haben dürfen, dereinst in naher oder ferner Zukunft die Erfüllung unserer Hoffnungen zu erleben ...[47]

Allein diese Erkenntnisse machen aber noch keinen empathischen, mitfühlenden und kompetenten Arzt aus, daher bestand schon bei Paracelsus die Grundanforderung an jeden Arzt, dass er sein Denken auf den Ursprung der Erkrankung richten soll und nicht alleine auf das, was seine Augen vor sich sehen. Denn darin erblickte er nur Anzeichen, nicht aber den Ursprung, ebenso wie der Rauch nur ein Anzeichen des Feuers ist, nicht aber das Feuer selbst ...[48]

Weiterhin erschwerend kommt hinzu, wie wir Ärzte überhaupt ausgebildet werden: Es ist eine erstaunliche, aber nicht zu leugnende Tatsache, dass die gegenwärtige Medizin eine eigene Lehre vom kranken Menschen nicht besitzt. Sie lehrt Erscheinungen des Krankseins, Unterscheidung von Ursachen, Folgen, Heilmitteln der Krankheiten, aber sie lehrt nicht den kranken Menschen. Ihr wissenschaftliches Gewissen erlaubt ihr nicht, über ein so ungeheures Geheimnis zu sprechen, und so wäre es unter der Würde oder über der Demut des Gewissens, vom kranken Menschen etwas Wissenschaftliches sagen und lehren zu wollen ... Das wirkliche Wesen des Krankseins ist eine Not und äußert sich als Bitte um Hilfe ...[49] Diese Bemerkung des Arztes und Philosophen **Victor von Weizsäcker** stammt aus einem Vortrag aus dem Jahr 1928, hat aber nichts an Aktualität verloren.

Bis heute ist die eigentliche Lehre am Krankenbett in den meisten Universitätskliniken verpönt, da zu aufwendig; die Auseinandersetzung des angehenden Arztes mit den Nöten des ihm anvertrauten Patienten findet erst nach und nach in einigen Modell-Studiengängen Einzug, so dass spätestens erst nach Approbation die jungen Ärzte mit den wirklichen Patientennöten konfron-

---

47 Balint, Michael: Der Arzt, sein Patient und die Krankheit. 10. Auflage, Klett-Cotta, Stuttgart 2001. p. 337
48 Paracelsus. Lebendiges Erbe. Reichl Verlag, St. Goar, 2001. p. 78
49 Weizsäcker, Victor von: Arzt und Kranker. Koehler & Amelang, Leipzig 1941, p. 67 ff.

Resilienz

tiert werden und häufig schon daran scheitern, eine zielführende Anamnese (Patientenbiografie) zu erheben.

Verschlimmert wird dies durch die dramatische Lage unseres derzeitigen Gesundheitswesens, welches – politisch heruntergewirtschaftet – zwischen Pflegenotstand und maximalen Gewinnerzielungsabsichten z. B. einzelner Klinikketten oder Hedgefonds das individuelle Krankheitsleid häufig ausblendet.

Es ist mir daher ein großes Herzensanliegen, Patienten zu vermitteln, dass die Schwere ihrer Erkrankung oder Traumatisierung niemals von den aktuell gepriesenen Gesundheitskiosken oder Aktiengesellschaften im Gesundheitswesen und Laien mit dezidierter Gewinnerzielungsabsicht erkannt oder zielführend einer Linderung zugeführt wird, sondern einzig und allein von erfahrenen und empathisch agierenden Ärzten, die ihr Arztsein noch als Berufung leben, behandelt werden sollten. Hier mein Rat an Sie, sich völlig auf ihr »Nasengefühl« zu verlassen, – ihr »innerer Arzt« weiß, welcher Arzt für Sie richtig ist.

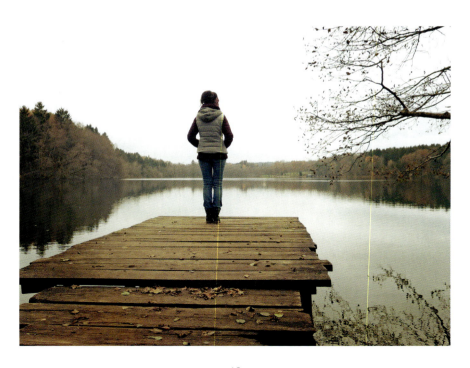

Die tägliche Praxis vermittelt mir den Eindruck, dass eine zunehmende Zahl von Patienten mit chronischen Erkrankungen immer mehr durch das soziale Netz fallen, von Arzt zu Arzt irren und letztendlich immer von Dr. Google hysterisiert und fehlgeleitet werden. Zudem sind die meisten Patienten, die bereits alles über ihre vermeintliche Krankheit via Internet glauben zu wissen, mehrheitlich fest davon überzeugt, dass sämtliche Online-Daten »ehrlich« sind und neutrale Informationen seriös vermitteln, was leider häufig nicht der Wahrheit entspricht.

Der gesunde Menschenverstand und ein Wissen um die eigene Befindlichkeit geht – meiner Beobachtung nach – immer mehr jüngeren Patienten verloren, die bereits bei marginalsten Symptomen ihres Körpers diese einer Internetanalyse unterziehen, die ihnen dann suggeriert, dass eine ernste und ggfls. lebensbedrohliche Erkrankung dahinter stecken könnte. Gerne versucht man dann, wegen Marginalia einen »Spezialisten« aufzusuchen, welcher es dann richten soll.

Neben vielem Positivem hat sich hier der massenhafte Internet-Hype als wahrer Fluch erwiesen, der neben gezielter und tendenziöser Krankheitsinformation insbesondere mit Hysterisierung und Katastrophismus arbeitet, wonach jedes körperliche Symptom einen ernsten Hintergrund habe.

Leider hat das Verhalten vieler politisch Verantwortlicher insbesondere während der Corona-Krise intensiv zu einer gravierenden Verunsicherung und Hysterisierung beigetragen, was häufig nicht auf seriösen wissenschaftlichen Fakten beruhte. Andererseits mussten wir erleben, dass selbst renommierte Wissenschaftler es nicht vermochten, ihre Erkenntnisse so zu vermitteln, dass nicht ein Gefühl starker Verunsicherung entstand. Beide Pole waren dann einem medialen Sturm ausgesetzt, der genüsslich nahezu täglich Katastrophismen verbreitete und sich daran berauschte, gemäß der medialen Grundphilosophie, wonach nur schlechte Nachrichten gute Nachrichten sind. Die direkte Folge in der Praxis ist eine weiter bestehende Unsicherheit bei jedem Patienten, wie er sich z. B. in puncto mehrfache Booster-Impfung oder individuellen Schutzmaßnahmen verhalten soll, nicht zu schweigen von den z.T. gravierenden psychischen Störungen, welche Kinder und Jugendliche im Lockdown entwickelten und teilweise bis heute andauern.

Resilienz

Können wir Resilienz messen? The »Big Five«

Generationen von Wissenschaftlern und Ärzten stellten sich (gefühlt seit den Forschungen von Hufeland zu Beginn des 19. Jahrhunderts) die zentrale Frage, ob wir denn überhaupt in der Lage sind, resiliente Patienten aus einem Kollektiv herauszufiltern, deren Resilienz-Eigenschaften zu untersuchen und letztendlich diese zu messen.

Nun werden Sie sich als aufmerksamer Leser jetzt denken, wenn er schon so fragt, wird es bestimmt ein »Ja« geben: Und tatsächlich gibt es einen seit Jahren wissenschaftlich etablierten-Quantifizierungsmodus, um Resilienz, also Widerstandsfähigkeit des Individuums zu messen. Dieser stammt aus der Persönlichkeitspsychologie und wird wahlweise »Big Five-Modell« oder »OCEAN-Modell« genannt.

Hufeland als erfahrener Arzt beschrieb bereits vor über 200 Jahren, dass »gewisse Seelenbestimmungen und Gewohnheiten zu den vorzüglichsten **Verkürzungs**mitteln des Lebens wirken: Traurigkeit, Kummer, Verdruss, Furcht, Angst, Kleinmut, hauptsächlich Neid und Missgunst.«[50]

Nunmehr können wir also mit Verfahren der Persönlichkeitspsychologie diese »Seelenbestimmungen« auch messen.

Das Modell der Big Five (hat also wenig mit den großen afrikanischen Tieren wie Nashorn, Elefant, Büffel, Löwe und Leopard zu tun), alternativ auch Fünf-Faktoren-Modell oder OCEAN-Modell genannt, stellt ein Modell der Persönlichkeitspsychologie dar. Entstanden ist dieses Modell im Rahmen der Forschungen, welche die Zusammengehörigkeit von Wesenszügen aufzeigen soll.

»Big Five« bezieht sich auf die fünf Persönlichkeitseigenschaften, welche dieses Modell abbildet. Bestehend aus den verschieden starken Ausprägungen der Eigenschaften Offenheit (O), Gewissenhaftigkeit (C), Extraversion (E), Verträglichkeit (A) und Neurotizismus (N) bildet das Modell die Persönlichkeit ab.[51]

---

[50] Hufeland C. W.: Die Kunst, das menschliche Leben zu verlängern. Insel Taschenbuch 1706. Frankfurt a.M., 1995, p. 137

[51] Jana Neumann, 2019, Persönlichkeitspsychologie. Zusammenhänge von psychischer Widerstandsfähigkeit (Resilienz) und den Big Five (OCEAN Modell), München, GRIN Verlag, https://www.grin.com/document/544356

Die damit zu messenden Persönlichkeitsfaktoren bestätigen ein sog. »resilientes Persönlichkeitsprofil«, das auf den Big-Five Persönlichkeitsmerkmalen beruht. Individuen zeigten gegenüber den nicht resilienten Personen signifikant höhere Ausprägungen in den Eigenschaften Optimismus, Extraversion, Offenheit für neue Erfahrungen, Gewissenhaftigkeit und … den problemfokussierten Bemühungen, Stress zu reduzieren. … Resiliente Individuen verfügen über Persönlichkeitseigenschaften, die ihnen eine positivere Sichtweise erlaubt, die Empfänglichkeit für neue Erfahrungen beschert, mehr Tendenz verleiht, andere zu kontaktieren; ihnen hilft, sich disziplinierter und organisierter zu verhalten und sie unterstützt ein aktives Betätigungsverhalten.[52]

Was heißt das denn nun genau oder vielmehr- was wird konkret gemessen?

Offenheit (O)
Bezeichnet das Verhältnis zu Erfahrungen. Sie schwankt zwischen den Polen »konservativ« (0) und »innovativ« (10). Der wissbegierige, »innovative« Typ versucht neue, kreative Lösungen zu finden … und erfüllt ein wichtiges Resilienzkriterium, die **Lösungsorientierung**.

Gewissenhaftigkeit (C)
Bezeichnet die Fähigkeit zur **Selbstkontrolle**. Zwischen »spontan« (0) und »fokussiert« (10) bewegen sich die Persönlichkeitstypen mit der Hauptdimension Gewissenhaftigkeit. Eine gute Selbstorganisation, gepaart mit Ehrgeiz und Zuverlässigkeit dürften als Resilienz-stärkende Kriterien gelten.

Extraversion/Introversion (E)
Bezeichnet das **zwischenmenschliche Verhalten**. Sie pendelt zwischen innerer Zurückgezogenheit (0) und hoher Außenaktivität (10). Die Kontaktfreudigen, die aktiv und lebhaft mit ihrer Umgebung kommunizieren, werden Krisen und Stress besser wegstecken können.

---

[52] Kekeisen H.: Ausprägung von Resilienzfaktoren in der allgemeinen Bevölkerung. Diplomarbeit Psychologie, Universität Wien. Wien, 2014, p. 22 ff.

Resilienz

> **Verträglichkeit (A)**
> Bezeichnet das **interpersonelle Verhalten**, welches mittels Werteskalen von »fordernd und aggressiv« (0) bis »kooperativ und anpassungsfähig« (10) gemessen wird, kann unmittelbare Auswirkungen auf die Stabilität der individuellen sozialen Netzwerke haben.
>
> **Neurotizismus (N)**
> Bezeichnet die **emotionale Stabilität**. Gemessen wird hier mittels standardisierter Testverfahren die Spannbreite zwischen Sensibilität (0) und Unerschütterlichkeit (10). Unerschütterliche Menschen sind weitgehend stressresistent und geben sich eher gelassen.[53]

Wie Sie sehen, lassen sich mithilfe der oben geschilderten Testverfahren relativ genau persönlichkeitsbestimmende und einschränkende Faktoren messen, anhand derer die individuelle Widerstandsfähigkeit eines Patienten erhoben werden kann.

Dabei hat sich in der Testpsychologie erwiesen, dass es einen klaren Zusammenhang zwischen Resilienz und Faktoren wie Optimismus, Hoffnung, Kreativität, Bescheidenheit und Bereitschaft zur Vergebung gibt ... Es wurden auch Zusammenhänge mit Spiritualität gefunden (Patientenbiografie Jakob).[54]

Dies bestätigt auch meine ärztliche Erfahrung der letzten 20 Jahre, wonach Patienten mit einem hohen Grade an Optimismus als Grundkompass und Leitstern sowie selbst gläubig mit höherem Gottvertrauen durch sämtliche Krisen des Lebens gehen, im Gegensatz zu anderen, die nicht diese Kräfte entwickeln können.

Mit der Bereitschaft zur Vergebung habe ich auch noch nach zwanzig Jahren und der Behandlung unzähliger Patienten mit schweren Leiden so mein ärztliches Problem, da ich glaube, dass Gewalt und sexueller Missbrauch

---

53 In Anlehnung an: https://spaetefreiheitruhestand.com/2020/09/01/resilienz-als-persönliche-metakompetenz-in-krisenhaften-zeiten-und-the-big-five-4/
54 Siehe 48

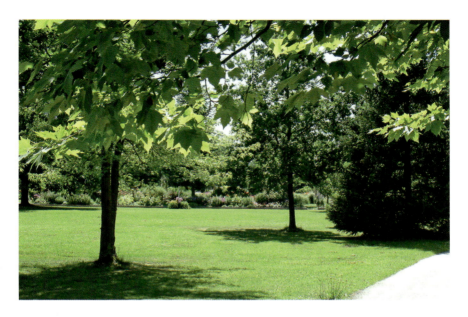

nicht verjähren und so schwere Traumatisierungen verursachen, die niemals vergeben werden können.

Leider bin ich als Arzt verpflichtet, vorurteilsfrei und neutral sowohl Opfer wie auch Täter behandeln zu müssen, was gerade bei Tätern kein leichtes Unterfangen ist, da sie oftmals kaum einen Funken an Unrechtsbewusstsein – oder noch wichtiger – Reue zeigen. Die Schwere des Leidens, dass sie ihren Opfern beigebracht haben und was diese lebenslänglich wie einen Mühlstein mit sich herumschleppen, ist ihnen völlig egal.

Noch gravierender für mich wird es dann, wenn ich beide Seiten innerhalb einer Familie behandeln muss, – immer mit der Bürde der ärztlichen Schweigepflicht, die bereits oft eine staatsanwaltliche Anzeige unmöglich gemacht hat.

Patientenbiografien

Patientenbiografie 1, Doris

Ich lernte Doris, eine rüstige Patientin Mitte 50, vor 5 Jahren kennen; sie stellte sich in der Akutsprechstunde mit rasenden Kopfschmerzen, Brustbeklemmungen, Pulsjagen und völliger Erschöpfung vor.

Zur Vorgeschichte berichtete sie über eine Blutdruck, sowie eine Asthmaerkrankung (beides medikamentös eingestellt) sowie eine laufende Kortisontherapie im Rahmen einer Hörsturzbehandlung. Der Hörsturz sei durch die berufliche Überlastung als Raumpflegerin zu erklären.

Im Rahmen der körperlichen und klinischen Untersuchung konnte ein Herzinfarkt oder eine Akutverschlechterung des Asthmas ausgeschlossen werden; lediglich Blutdruck und Puls waren »außer Rand und Band«. Weiterhin fielen in der Erstuntersuchung eine Psoriasis (Schuppenflechte)-Zone im Bereich beider Oberarme auf. Diese hätte die Patientin zuvor schon bemerkt, ihnen aber keine Bedeutung zugemessen.

Im weiteren Verlauf inklusive kurzzeitiger stationärer Abklärung ihrer Beschwerden konnte durch eine medikamentöse Therapieintensivierung eine deutliche Verbesserung erzielt werden. Wenige Monate später verschlimmerten sich ihre Hautbeschwerden, nun auch gepaart mit deutlichen Gelenkbeschwerden aller größeren Gelenkregionen wie Schultern, Ellenbogen und vor allem der Hände beidseits, was sie erneut auf ihre körperliche Belastung als Raumpflegerin zurückführte. Allerdings konnte man aufgrund der Vorgeschichte und der erhobenen Laborwerte auch an eine rheumatologische Systemerkrankung, der sog. »Psoriasisarthritis« denken; auf dringende Empfehlung meinerseits, dies rheumatologisch abklären zu lassen, reagierte die Patientin zunächst zögerlich, vermeinte sogar, dass sie diese »unbedeutenden« Flecken schon in ihrer Jugend bemerkt und auf ihre damalige »Anspannung« zurückgeführt habe.

Es war für mich ärztlich hier eindeutig klar, dass ein »Elefant im Raum stand«, traute mich aber noch nicht, hier genauer nachzuforschen. Sie glaubte, dass die Gabe von Ibuprofen bedarfsweise genüge, um wieder arbeitsfähig zu sein. Diese Beschwerden aber verschlimmerten sich in Form von entzündeten Gelenken in der Folge zunehmend, so dass sie (1 Jahr später) meinem Drängen folgte und sich bei einem Rheumatologen vorstellte, der meine initiale

Verdachtsdiagnose einer Psoriasisarthritis bestätigte und eine entsprechende immunsuppressive Medikation veranlasste.

Aufgrund der beeindruckenden Verbesserung ihrer Beschwerden erschien Doris kurze Zeit später wieder in der Sprechstunde, um sich zu bedanken und um mir mitzuteilen, dass sie Vertrauen in mich gefasst habe – etwas verwundert versuchte ich ihr mitzuteilen, dass dies ja alles eigentlich meine Aufgabe wäre: Sie insistierte allerdings auf dieser Bemerkung, da sie bereits mehrfach, jedes Mal wenn sie Vertrauen gefasst habe, schlechte Erfahrungen mit Ärzten gemacht habe, überdies sich von diesen unverstanden fühlte.

Auf meine Nachfrage hin, ob sie Symptome und Beschwerden auf Begebenheiten in ihrer Jugend zurückführe, wurde es still im Raum und die »Luft begann zu brennen«: Doris wohnte als Kind und Jugendliche aufgrund schwieriger sozialer Verhältnisse zunächst mit ihrer Mutter, deren wechselnden Partnern und ihrem Bruder in beengten Wohnverhältnissen. Aus der elterlichen Wohnung zog man in Doris 12. Lebensjahr zeitweilig in einen VW-Bus vor der Stadtmauer, in welchem ihr persönliches Drama seinen Lauf nahm: Wechselseitig wurde sie über Monate sowohl von diversen Partnern der Mutter wie auch dem eigenen Bruder häufig missbraucht, was erst dann ein Ende nahm, als Doris davonlief.

Bereits kurz nach den multiplen Missbrauchserfahrungen wurde sie immer depressiver und stand »öfters auf der Dieblicher Brücke«[55], als sie das im Nachhinein so wahrhaben wollte. Aus dieser Katastrophensituation »rettete« sie sich direkt mit dem »Erstbesten« in eine Ehe, die dann auch in Gewalt und fortgesetztem Missbrauch ausartete – aus dieser Beziehung entstammte die erste Tochter sowie ein nachgeborener Sohn, der im Alter von drei Monaten am plötzlichen Säuglingstod verstarb. Dieser schmerzliche Verlust ließ Doris weiter in Richtung Alkohol und Zigaretten abgleiten, immer häufiger verhalf ihr dabei Alkohol zur Flucht vor der Vergangenheit und Gegenwart. Doris schilderte, dass sie während der häufigen Missbrauchsfälle in dieser Ehe ihren »Körper verlassen habe« und an einen Regenbogen dachte.

Es folgte in dieser Phase der Selbstaufgabe die Geburt des 2. Sohnes, die sich wiederum als komplikationsbehaftet darstellte und mit einer mentalen

---

55 »Dieblicher Brücke« = Autobahnbrücke über die Mosel bei Dieblich; von dort sind in den letzten Jahrzehnten vor umfangreichen Außensicherungsmaßnahmen viele Menschen in suizidaler Absicht in den Tod »gesprungen«.

Patientenbiografien

Einschränkung dieses nunmehr 32-jährigen Sohnes aufgrund des frühkindlichen Hirnschadens infolge Sauerstoffmangels unter der Geburt endete. Gewalt und Missbrauch setzen sich in dieser Beziehung weiter fort bis zu dem Zeitpunkt, an welchem sie durch Missbrauch ihres damaligen Mannes erneut schwanger und nach »normaler Schwangerschaft« von einer gesunden Tochter entbunden wurde.

Nach der Geburt der Tochter konnte sie sich endlich aus dieser Beziehung lösen und versuchte, die Trümmer ihres bisherigen Lebens zu ordnen und einen Neuanfang zu wagen: Vor 20 Jahren lernte sie ihren jetzigen Mann kennen, von dem sie schwärmend berichtete, dass er sie immer liebevoll umsorge und sie auch in ihren Kummerphasen auffängt. Insbesondere respektiere er ihre Abwehr körperlicher Annäherungen, für die sie nichts könne und die einfach so da wären. Vieles falle ihr seit der Partnerschaft mit ihrem jetzigen Mann leichter. Zudem habe ihr immer der Glaube an einen gerechten Gott weitergeholfen.

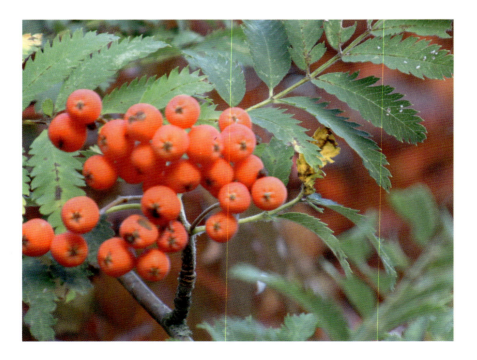

Eine zwischenzeitlich aufgetretene Verschlechterung ihres Asthmas, ihrer rheumatischen Beschwerden sowie ein Anfang 2020 operierter Bandscheibenvorfall der Halswirbelsäule sowie zunehmende Schmerzen aller Extremitäten führte seit nunmehr über 2 Jahren zu einer kompletten Arbeitsunfähigkeit (was bei der erlernten Tätigkeit als Bäckereifachverkäuferin und der langjährigen Tätigkeit als Raumpflegerin gut nachvollziehbar war).

Seit 2020 führte Doris einen Kampf gegen die Rentenversicherung, welche sich bislang weigerte, eine Berufsunfähigkeitsrente anzuerkennen (ein Phänomen, was wir Hausärzte gerade bei psychosomatisch-getriggerten Erkrankungen sehr häufig beobachten). Besonderen Kummer bereitete ihr die Tatsache, dass – bei nahezu ausbleibenden Zahlungen der ARGE – sie besonders abhängig von ihrem Mann sei, für den das aber kein Problem darstelle.

Ein Wendepunkt in Doris Leben war die nach langem Kampf genehmigte und durchgeführte psychosomatische Reha, welche erstmalig ihr jahrzehntelanges Leiden in Form der Diagnose »Komplexe Traumafolgestörung« mit »Generalisierter Angststörung« sowie einer »chronischen Schmerzstörung bei »rezidivierender depressiver Störung« diagnostizierte und konsequent einer psychosomatischen Weiterbehandlung zuführte. Seitdem spürte Doris, auch durch die Hilfe einer ihr sehr zugewandten Therapeutin, eine deutliche Abnahme des Leidensdrucks. Ebenfalls deutete sich ein Einlenken der Rentenversicherung an, welche nach der stationären Reha wohl einsah, dass eine weitere Beschäftigung als Raumpflegerin aussichtslos wäre.

Patientenbiografien

Patientenbiografie 2, Peter

Ich lernte Peter, ein rüstiger Patient Mitte 50, vor zehn Jahren in einer übervollen Wintersprechstunde kennen, in welcher er – völlig in schwarz gekleidet – aufgelöst, belastet und übermüdet erschien. Der Vorstellungsgrund waren diffuse Beschwerden im linken Brustkorb sowie zunehmende Atemnot unter Belastung bei einem rauchenden Patienten in gutem Allgemein- und Ernährungszustand, angeblich bisher ohne Vorerkrankungen oder Medikation. In der weiteren Anamnese gab er an, als Manager eines großen europäischen Konzerns mit überwiegender Reisetätigkeit beschäftigt zu sein; sein fester Wohnsitz sei der Norden Deutschlands, – hier befände er sich lediglich im Pendlerstatus.

Nach Jahren ärztlicher Erfahrung sah ich dem Patienten irgend ein tiefergehendes Leid an und auf meine direkte Frage nach seinem jetzigen Kummer neben den geklagten Beschwerden brach Peter in Tränen aus, sackte in sich zusammen, nestelte an seinem Jackett herum und beförderte aus den Tiefen seines Portmonees einen kleinen, gefalteten Zettel (eher Brief) heraus und legte diesen mit der Bitte um Lesen desselbigen vor mich.

Mit jedem Wort dieses Briefes wuchs meine Beklommenheit, denn dieser enthielt nichts anderes als den Abschiedsbrief offensichtlich eines Sohnes, der unter dem elterlichem Sorgerechtsstreit zunehmend litt, sich nicht mehr artikulieren konnte, in Verzweiflung erstickte und quasi mit Ankündigung des Suizids seinem Vater klar und schnörkellos trotzdem seine uneingeschränkte Liebe ausdrückte.

Mit seiner neuen Partnerin war Peter gerade dabei, den Grabstein des Sohnes auszusuchen. Diese Gesamtkonstellation, verbunden mit einem sehr hohen beruflichen Stresslevel, führte zu einer immensen seelischen Belastung.

Sowohl in der klinischen Untersuchung des Patienten wie auch aufgrund des durchgeführten EKGs ergab sich bei Peter der Verdacht auf eine beginnende Durchblutungsstörung am mittleren Herzkranzgefäß, weswegen ich ihn notfallmäßig in die nächste stationäre Kardiologie einwies, was er zunächst ablehnte, nach längerem Zureden dann aber einwilligte. Dort wurde die Verdachtsdiagnose bestätigt, allerdings noch ohne Stent (=Drahtgeflecht)-Versorgung des Herzkranzgefäßes. Hernach besprachen wir neben der medikamentösen Therapie insbesondere seine seelischen Stressoren sowie die Möglichkeit des Nikotinverzichts, was Peter auch alles bewusst war.

Anfang 2013 musste ich Peter erneut kardiologisch einweisen, da er sich mit akuten Herzrhythmusstörungen (Vorhofflimmern) in der Praxis vorstellte bei weiterhin bestehender immenser seelischer Belastung. Auch dies konnte erfolgreich behandelt werden und es schien wieder aufwärts zu gehen.

Mitte 2013 konnte ich während eines Belastungs-EKGs Peters vollständige Genesung feststellen, er schien munter und belastbar.

Wenige Tage nach dem in der Praxis durchgeführten Belastungs-EKG blieb Peters Herz »stehen« und nur durch den tatkräftigen Einsatz seiner Lebensgefährtin, die ihn, als gelernte Arzthelferin, reanimieren konnte, schaffte er es auf die Intensivstation eines großen norddeutschen Krankenhauses, in welchem er mehrere Wochen intubiert und beatmet wurde. Dort wurde dokumentiert, dass ein weiteres Herzkranzgefäß betroffen war und daher erhielt Peter einen automatischen Defibrillator (AICD) in den linken Brustmuskel, um weiteren »Stillständen« vorzubeugen.

Peter brauchte lange, um sich (im Rahmen einer stationären Rehamaßnahme) von den körperlichen und seelischen Folgen dieser traumatischen Zeit zu erholen: Wir wissen als Hausärzte nur allzu gut um die möglichen medizinischen Folgen einer langwährenden intensivmedizinischen Behandlung z. B. mit Beatmungstherapie oder Blutwäsche aufgrund eines Multiorganversagens (insbesondere bei unseren COVID-Patienten der »ersten« COVID-Welle Mitte 2020[56]), die sich neben den körperlichen Beeinträchtigungen insbesondere auch seelisch als komplex-traumatisch und vor allem langwierig darstellen können.

Die Pumpfunktion des linken Herzens stellte sich bei Peter trotz entsprechender intensivmedizinischer Therapie als deutlich eingeschränkt dar und besserte sich unter Ausschöpfung aller medikamentösen Maßnahmen nur zögerlich; aufgrund der Defibrillatorimplantation durfte er ein halbes Jahr kein Auto fahren. Erst nach langer Arbeitsunfähigkeit kam Peter langsam und

---

56 Aufgrund einer quasi unbekannten, häufig dramatisch verlaufenden Erkrankung, wurden ab Mitte 2020 die ersten schwer-erkrankten Covid Patienten z.T. längerfristig invasiv mit zu hohen Beatmungsdrücken beatmet, was – wie wir nun aus einer zweijährigen Erfahrung heraus gelernt haben – häufig nicht den gewünschten Erfolg erzielte und viele sog. Long-Covid-Patienten leiden immer noch unter erheblichen Problemen mit ihrer Atmung.

Patientenbiografien

schrittweise so »auf die Füße«, dass er wieder seiner beruflichen Tätigkeit nachgehen konnte.

In einem langen Gespräch Anfang 2014 konnte ich ihm einen möglichen Zusammenhang zwischen seinem Kummer und seiner Herzerkrankung aufzeigen: Wir kennen diesen Zusammenhang bereits lange als »Broken-heart-syndrom« (Syndrom des »gebrochenen Herzens«, Morbus Herzeleid), bei welchem die meisten Betroffenen nämlich von einem belastenden Ereignis, das dem Herzereignis voranging, berichten. Dies können Schicksalsschläge sein wie der Tod von Angehörigen, Liebeskummer etc ...[57]

Zwar erlitt Peter nicht das eigentlich lehrbuchmäßige Vollbild der Erkrankung mit einer charakteristischen Herzmuskelveränderung (»Tako-Tsubo-Kardiomyopathie«), trotzdem sprach seine Vorgeschichte Bände. Verschlechtert wurde die Gesamtsituation natürlich durch den übermäßigen beruflichen Stress sowie das Rauchen, welches beides im weiteren Verlauf nur geringfügig durch Peter angegangen wurde.

Durch die Ahnung des Todes und der durchgemachten Strapazen war im weiteren Verlauf zu erkennen, dass Peter zwar deutliche Einschränkungen wie z. B. verminderte körperliche Belastbarkeit oder heftigst-auftretetende Migräneattacken hinnehmen musste, insgesamt aber ruhiger, gelassener und in sich ruhend erschien. Zudem wirkte sich die Ehe mit der neuen Lebenspartnerin sowie deren Umzug in unsere Gegend, wodurch die aufreibende Pendlerbeziehung beendet wurde, positiv aus.

Die weiteren jährlichen kardiologischen Kontrolluntersuchungen blieben im Wesentlichen unauffällig. Durch den unerwarteten Tod eines mit Peter befreundeten Kollegen, den ich ebenfalls hausärztlich betreuen durfte, wurde Peter zwar etwas zurückgeworfen; insgesamt aber blieb sein Zustand bis zuletzt stabil. Auch die Corona-Infektion vor wenigen Wochen heilte folgenlos aus.

---

57 Jähnig, Tanja: Morbus Herzeleid. Das Broken-Heart-Syndrom-. Via medici 2/13. p. 46-47

Patientenbiografie 3, Jarno

Ich lernte Jarno Anfang 2018 kennen, als mich dessen Hausarzt palliativmedizinisch um Mithilfe und Weiterbetreuung dieses schwer erkrankten Patienten bat: Der initiale Hausbesuch fand zusammen mit meiner damaligen Assistenzärztin statt, die dieses Krankheitsbild nie zuvor kennengelernt hatte; Jarno wohnte in einem heruntergekommenen Haus im ersten Stock auf zweieinhalb Zimmern in einer strukturschwachen Gegend unserer Stadt.

Nicht nur der Patientenbefund sondern auch die gesamte Wohnsituation waren durchaus als katastrophal zu bezeichnen.

Jarnos traurige Vorgeschichte bestand aus reichlich Alkohol zusammen mit Nikotin, gefolgt von Arbeitslosigkeit nach seiner Scheidung von Lilly, die allerdings noch im selben Hause wohnte und ihn nun mit versorgte.

Meine Kollegin war von den Eindrücken der Erstuntersuchung so überwältigt, dass sie zunächst den Raum verlassen musste: Am Tag zuvor war Jarno aus der HNO-Klinik einer großen, benachbarten Universitätsklinik entlassen worden, nachdem diese ihn bei Vorliegen eines ausgedehnten Mundbodenkarzinoms mit aggressiver operativer Ausräumung der gesamten Mundhöhle und des Kehlkopfs nebst Lymphknotenentfernung der Halsdreiecke beidseits (»Neck-dissection«) sowie einer plastischen Deckung eines großen »Lochs« der linken Halsseite bei Hautmetastasen entlassen hatte. Dankenswerterweise verfügte er noch über eine liegende Luftröhrenkanüle bei ausgedehnten Tumormassen der Halsweichteile (bei drohendem Erstickungstod) sowie eine künstliche Magensonde (»PEG«) zur Ernährung und einen Port (künstlicher Venenkatheter) zur möglichen Infusionstherapie.

Leider hatte man in der großen Universitätsklinik versäumt, ihm zu erklären, wie er sich Medikamente oder Nahrung und Flüssigkeit über die künstliche Magensonde zuführen könne, weswegen er verzweifelt versuchte, über eine 20 Milliliter-Spritze Babybrei in den Einfüllungsstutzen der Magensonde einzuführen.

Der klinische Aufnahmebefund Jarnos präsentierte sich ebenfalls desaströs: Der gesamte Mundboden war – neben einer postoperativ verkürzten Zunge – eine stinkende Tumormasse mit massiver rötlicher Schwellung der gesamten operierten linken Gesichtshälfte, so dass Jarno den Kopf überhaupt nicht mehr nach rechts rotieren konnte, was ihm nächtlich große Schmerzen bereitete.

Patientenbiografien

Das Atmen funktionierte nur über die liegende Luftröhrenkanüle, die allerdings nachts in der Horizontale immer wieder verstopfte, weswegen er nur sitzend und mit großen Ängsten schlafen konnte. Von 10 möglichen Schmerzgraden (0 = kein Schmerz, 10 = stärkst vorstellbarer Schmerz) bezeichnete er seine Schmerzen im Kopf-Hals-Bereich mit 9-10.

Es war ihm nicht bewusst bzw. es wurde ihm nie erklärt, das Medikamente z. B. gemörsert und »Flüssignahrung« durch spezielle Applikationssets mit Pumpen über die Magensonde verabreicht werden können.

Hier war somit maximaler Handlungsbedarf für mein Palliativteam gegeben, welches zunächst über einen Pflegedienst die Applikation von ausreichend Flüssigkeit und Flüssignahrung über die Magensonde sicherstellte. Danach wurden Jarno täglich mehrfach Opiate zur Schmerzstillung neben entsprechenden Begleitmedikamenten ebenfalls über die Magensonde durch unsere Palliativschwestern appliziert, wovon er die ersten Wochen deutlich profitierte. Zudem freute er sich über unsere Zuwendung und Zuspruch, wenn auch sein Krankheitsbild als infaust (zum Tode führend) zu bewerten war.

In den intensiven Gesprächen mit ihm erfuhr ich neben seiner großen Einsamkeit insbesondere seine – auf Gewalterfahrungen der Kindheit zurückgehenden – Ängste vor dem nahenden Tod. Seine Gedanken kreisten zunehmend um die Themenkreise »Schmerz« und »Atemnot«, welche charakteristisch für unsere Palliativpatienten sind.

Erstaunt erfuhr ich, dass Jarno seit seiner Kindheit nie die Möglichkeit hatte, in Urlaub zu fahren. Daher bestand sein einziger Wunsch darin, einmal die Nordsee gesehen und gefühlt zu haben. Daraufhin konnten wir nach aufwändiger Vorarbeit den »Wünschewagen«[58] organisieren und Jarno verbrachte zwei Tage mit unserer Palliativschwester glücklich und befreit an der Nordsee, konnte sogar seine Füße in die Brandung halten. Die Erfahrung, dass sich dieser Wunsch erfüllte und er die fürsorgliche, palliative Begleitung so erleben durfte, gaben ihm ein Gefühl, endlich wertgeschätzt zu werden.

Nach der Wiederankunft verschlechterte sich allerdings sein Zustand rasch. Die Schmerzen und die Schwellung des gesamten Kopfes nahm so zu, dass die Atemnotattacken für ihn nahezu unerträglich waren, weswegen wir neben

---

58 Ein umgebautes, spendenfinanziertes, Krankentransportfahrzeug, welches sitzend oder liegend sterbende Patienten zu ihrem letzten Wunschort, z. B. in den Wald, an die See oder in einen Pferdestall fährt, begleitet von eine Palliativschwester und/oder einem Palliativmediziner.

einer laufenden Morphinpumpe (welche Opiate 24-stündig regelmäßig in die Blutbahn abgibt) seine Medikamente u. a. um angstlösende Substanzen sowie hohe Dosen Kortison erweitern mussten.

An der linken Halsseite öffneten sich einzelne Hautmetastasen nach außen, weswegen Jarno auch täglich verbunden werden musste. Durch diese Maßnahmen ging es ihm kurzzeitig besser, so dass ihm phasenweise auch ein Lachen abzugewinnen war. Er fühle sich langsam wie ein Schmetterling, der nun konsequent die »geilste Blüte seines Lebens ansteuern wolle, um in deren Nektar endlich einschlafen zu können.«

Aufgrund der zunehmenden Atemnotattacken sowie der monströsen Gesichtsschwellung entschied ich mich, Jarno in ein stationäres Hospiz zu verlegen, in welchem wir ihn auf seinen ausdrücklichen Wunsch hin mit einer palliativen Sedierung (eine Art Narkose) versorgen konnten, in der Jarno nach drei Tagen schmerzfrei und mit einem entspannten Gesichtsausdruck in den Armen von Lilly verstarb.

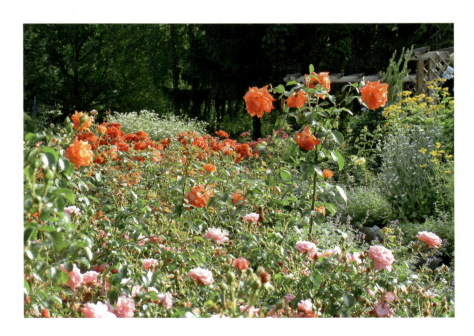

Patientenbiografien

Patientenbiografie 4, Friedchen

Kennenlernen durfte ich Friedchen vor ca. 6 Jahren, als sie wie eine Löwin um das Recht ihres schwerstbehinderten Sohnes Felix auf einen würdevollen Tod und um das Beenden lebensverlängernder Maßnahmen kämpfte: Felix litt seit seiner Geburt an einer Fehlbildung des Gehirns, welche u. a. neben einer schweren geistigen Einschränkung auch zu kaum therapierbaren Krampfanfällen führte und Friedchen nach jahrzehntelanger Betreuung zuhause dazu brachte, Felix in diejenige Einrichtung zu bringen, welche sich der Pflege von Patienten mit erworbenen oder angeborenen Hirnschädigungen widmet und von mir hausärztlich-palliativmedizinisch betreut wird.

Leider war die Wohngruppe mit der intensiven Pflege von Felix überfordert und nach unzähligen, sinnlosen Krankenhausaufenthalten verschlechterte sich sein Zustand so, dass er – palliativmedizinisch gut symptomkontrolliert – in ihrem Beisein verstarb.

Seit diesem Zeitpunkt betreue ich Friedchen und ihren Mann hausärztlich. Mit dem Einzug von Felix in die Pflegeeinrichtung zogen beide aus dem Ruhrgebiet in unseren Kreis, um ihm näher sein zu können. Es schien, als ob mit Felix Tod eine tonnenschwere Last von Friedchen genommen war, was leider nur auf den ersten Blick stimmte.

In der Erstanamnese brach die ganze Verzweiflung aus der damals schon 85-jährigen Patientin auf: Friedchen wuchs als Kriegskind im zerstörten Ruhrgebiet in Armut auf und dachte bis zu ihrem 15. Lebensjahr und dem Kennenlernen eines ersten Freundes, dass es ganz normal sei, dass der aus Kriegsgefangenschaft zurückgekehrte Vater sich jahrelang an ihr verging und glaubte, das gehöre sich so. Erst mit dem Kennenlernen eines Freundes gelang ihr die Flucht aus dem Elternhaus; allerdings steuerte diese Flucht direkt in eine Ehe voller Gewalt und Alkoholexzesse, aus der Felix als ältester Sohn entstammte. Es folgten ein weiterer Sohn, der ebenfalls schwerst-psychiatrisch erkrankt ist sowie eine Tochter, deren Heranwachsen und Ausbildung Friedchen nahezu alleine bewältigen musste. Aufgrund ihres großen Kummers versuchte sie, zunehmend mit Schlaftabletten ihren Schlaf in den Griff zu bekommen.

Zum Zeitpunkt ihres Erstkontakts mit mir war klar, dass sie zwischen 2 und 4 Diazepam®-ähnlichen Tabletten jeden Abend einnahm, um überhaupt in den Schlaf finden zu können. Erst das Kennenlernen eines lieben und zugewandten Mannes, mit dem sie heute noch verheiratet ist, ermöglichte Friedchen, aus ihren tristen Verhältnissen zu fliehen und sich in unserem Landkreis ein »neues« Leben aufzubauen.

Ihr Mann erschien jedes Mal, wenn Friedchen zu mir in die Praxis kam, als liebenswerter und hilfsbereiter Begleiter, der ihr immer zur Seite steht und dessen Anwesenheit sie als ihre große Rettung bezeichnete.

In der Aufnahmeuntersuchung zeigte sich neben einer schweren Depression eine Schlafmittelabhängigkeit sowie ein seit Jahren bestehendes chronisches Schmerzsyndrom insbesondere der Wirbelsäule, welche ihr das Gehen nur noch am Rollator möglich machte. Sie bekannte, dass sie ihr Schicksal nur durch ihren liebevollen, zweiten Mann ertragen habe, der ihr auch bei ihren Kindern immer geholfen habe. Alle Versuche meinerseits, ihre Schlafmittel-Abhängigkeit ändern zu wollen, scheiterten, ebenso wie Maßnahmen einer intensivierten Schmerztherapie, was mich zunächst an eine Art von selbstverletzendem Verhalten denken ließ.

Nach wie vor strahlt Friedchen eine bewundernswerte Ruhe und Gelassenheit aus, eine Akzeptanz ihrer Gebrechen und Krankheiten, wie ich es selten erlebt habe. Das Zulassen von Schmerzen sei – wie Sie mir vor Jahren bekannte – nichts im Vergleich zu dem, was ihr angetan wurde und was sie auch hernach an Kummer und Leid mit Felix über 50 Jahre zu ertragen hatte.

In mehrfachen Gesprächen erschien ihr ein Zusammenhang zwischen ihren Erkrankungen und ihrer Vergangenheit naheliegend, allerdings lehnt sie konsequent die Empfehlung einer psychotherapeutischen Unterstützung und Aufarbeitung ab.

Durch ihren liebvollen Mann bestreite sie ihr Leben und komme so gut zu Recht damit.

Patientenbiografien

Patientenbiografie 5, Johannes

Es sitzt mir gerade der Schalk im Nacken: Bei dieser Patientenbiografie möchte ich Sie fiktiv in die Welt eines Dichters und Denkers entführen, mit dem ich mich bereits lange Jahre beschäftige und dessen mühsames Leben und Schaffen in der Zusammenschau ein Musterbeispiel einer Resilienzentwicklung darstellt. Wir nennen ihn der Form halber einfach »Johannes«:

Johannes wurde als erstgeborener Sohn in die Welt eines großbürgerlichen, vermögenden Haushalts geboren, mütterlicherseits bestand bereits ein großes Vermögen, was durch den Vater reichlich vermehrt wurde und daher eines der größten Bürgerhäuser in einer damals freien Reichsstadt in Mitteldeutschland als Lebensmittelpunkt diente. Johannes folgten mehrere Geschwister, die allerdings alle früh starben mit der Ausnahme seiner Schwester Cornelia, die er zeitlebens innig verehrte und deren Bild er bei der Wahl seiner ersten Liebschaften offenkundig immer vor Augen hatte.

Den Tod seines zweitgeborenen Bruders verarbeitete Johannes damals mit einer weltberühmten Episode, wonach er tagelang das Geschirr seiner Eltern auf die Straße warf, was den bekannten Psychoanalytiker Sigmund Freud 200 Jahre nach dem Ereignis zu einer umfangreichen Studie über die psychopathologischen Mechanismen dahinter veranlasste.

In diesem großen Bürgerhaus hingen auf jeder Seite des Treppenaufgangs alte Stiche aus Italien mit Stadtansichten von Rom, Florenz und der Toskana, die sein Vater von seiner Studienreise durch das damals gelobte Land der Sehnsüchte, der Freiheit und der Kunst lange vor Johannes Geburt unternommen hatte.

Der Vater selbst stammte aus einem strengen Elternhaus, was ihm zur Auflage machte, Jura zu studieren mit der Absicht, später ein hohes Amt anzustreben. Wir wissen nicht, ob er dies mit Begeisterung getan hat; Fakt ist, dass er zu Johannes Geburt bereits zeitweilig als Anwalt tätig war und – da ihm ein höheres Amt in der Stadtverwaltung versagt geblieben war – das Leben eines reichen Unbeschäftigten und Unausgelasteten führte.

Dies führte dazu, dass er seinen ganzen Lebenselan in die Ausbildung der beiden Kinder steckte, die von früh bis spät mit Privatlehrern traktiert wurden, um ihnen u. a. neben den klassischen Sprachen Latein und Griechisch auch Französisch, Italienisch und Englisch einzuhämmern. Dies geschah offen-

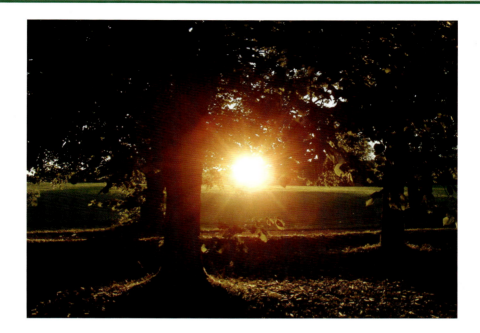

sichtlich mit sehr viel Druck, so dass Johannes bereits seit frühester Jugend ein mehr als distanziertes Verhältnis zum Vater hatte und nur die Warmherzigkeit der Mutter hochschätzte. Seine Schwester und er verbrüderten sich oft gegen den Vater, was sich im gemeinsamen Briefwechsel häufig wiederfand.

Schon früh fiel auf, dass Johannes ein großes Talent hatte, Gedichte aus dem Stand zu verfassen und längere Bühnentexte innerhalb kürzester Zeit wiedergeben zu können.

Sein poetisches Talent sprach sich herum und bereits 1774 veröffentlichte er einen Blockbuster, der aus ihm innerhalb kürzester Zeit einen Literaturstar machte: Der erste Briefroman über die verbotene Liebe zu einer verlobten Frau, die dann noch unerhörterweise im Selbstmord des Hauptprotagonisten endete. Das Buch machte in ganz Deutschland Furore und wurde aufgrund des anstößigen Inhalts in einzelnen Ländern wie z. B. Preußen verboten.

Eigentlich wollte Johannes nun die schönen Künste studieren, allerdings übte sein Vater einen solchen Druck aus, sodass er das ungeliebte Studien-

Patientenbiografien

fach Jura in Leipzig als 16-jähriger beginnen musste. Hier folgten dann die ersten großen Krisen seines langen Lebens, beginnend mit einer unglücklichen ersten Liebe.

… Immer wieder reagierte der Jüngling – wie schon früher zuhause in Frankfurt – auf Stimmungsumschwünge, auf psychische Belastungen mit heftigen körperlichen Erscheinungen, insbesondere immer wieder mit Schwächeanfällen und sogenannten »Paroxysmen«, worunter damals kleine, akute Fieberattacken verstanden wurden …[59]

Bereits am Ende seines Studienaufenthaltes in Leipzig (1765–68) erleidet der junge Jurastudent einen kompletten körperlichen und seelischen Zusammenbruch mit einem »Blutsturz« sowie Auftreten eines ulzerierenden Geschwulstes der linken Halsseite (was gemeinhin als Hautmanifestation der damals grassierenden Tuberkulose aufzufassen ist). Fluchtartig verlässt er Leipzig und erreicht Frankfurt als *Schiffbrüchiger, als Studienabbrecher, körperlich krank, vor allem aber seelisch verwundet. Der enttäuschte Vater findet einen Kränkling vor. Es beginnt eine eineinhalbjährige Rekonvaleszenz im Elternhaus, mit mehreren, erneut sehr dramatisch erlebten Rückfällen … mit komplexen körperlichen und seelischen Problemen.*[60] Insbesondere die Abheilung des Halsgeschwulstes dauert offensichtlich Monate.

Auch nach der Fortsetzung des Studiums in Straßburg (1770–71) zeigt sich, *wie anfällig Johannes sich fühlte, wie sensibel, wie hypochondrisch er auf körperliche Beschwerden reagierte.*[61]

Eine Wende in seinem Leben war der Umzug nach Weimar 1775, wo er dem Ruf eines fürstlichen Freundes folgte und in welchem er bis zu seinem Tod 1832 lebte. Allein in den ersten zehn Jahren seiner Tätigkeit vor allem als Minister eben dieses Herzogs musste er unzählige Ämter bekleiden, die ihm das literarische Schreiben nahezu unmöglich machten und er immer mehr ausbrannte. Er erkannte 1786, dass er – wir würden heute sagen – sich mitten in einer Burn-out Krise seines Lebens befand, fix und fertig mit allem, weswegen er sich zur Flucht nach Italien entschloss, um sich wieder ganz auf

---

59 Seidler, E.: »… keine vier Wochen eigentliches Behagen …« Goethes Leiden und Krankheiten. Vorträge u. Abhandlungen zur Wissenschaftsgeschichte 2011/12. Acta Historica Leopoldina 59, 9-28(2012).

60 Ebd.

61 Ebd.

sein Künstlertum zu konzentrieren und erstmalig das Leben in vollen Zügen genießen konnte.

Diese Reise führte ihn über zwei Jahre durch ganz Italien und wir können davon ausgehen, dass hier ein großer Persönlichkeitswechsel stattfand, quasi eine Hinwendung ausschließlich auf sich und sein Innerstes. Auch stürzte er sich in Rom erstmalig leidenschaftlich in eine Liebesaffäre, die erst mit seinem Weggang endete und durch die er offensichtlich auch die Freuden körperlicher Liebe kennenlernte.

In seinem weiteren Lebenslauf fällt auf, wie sehr Johannes von dieser Reise zu sich selbst seiner Lebens- und Schaffenskrise entkam und wie sehr er von den Eindrücken dieser zwei Jahre zehren konnte, durch alle Krisen hinweg, in welchen er nach einem erstgeborenen Sohn den Tod aller vier nachgeborenen Kinder sowie die verheerenden Folgen der napoleonischen Kriege am eigenen Leibe erleben musste.

Trotzdem bekannte er einem seiner Biografen, dass man ihn immer als einen vom Glück beseelten Begünstigten gepriesen hat: »*auch will ich mich nicht beklagen und den Gang meines Lebens nicht schelten. Allein im Grunde ist es nichts als Mühe und Arbeit gewesen und ich kann wohl sagen, dass ich in meinen fünfundsiebzig Jahren keine 4 Wochen eigentliches Behagen gehabt. Es war das ewige Wälzen eines Steins, der immer von neuem gehoben sein wollte. ...*«[62]

---

62 *Eckermann: Gespräche mit G. Eintragung vom 27. Januar 1824. Insel, Frankfurt a.M., 1981*

Patientenbiografien

Patientenbiografie 6, Jakob

Ich lernte Jakob, einen aus Polen stammenden Patienten, 2015 als schwerst erkrankten, damals 44-jährigen kennen, wie er leidend und sichtlich eingeschränkt meine Praxis aufsuchte. Phasenweise lebte er in unserer Kurstadt als temporärer Jagdbegleiter und Holzarbeiter, seinen Hauptwohnsitz hatte er allerdings in der Nähe von Danzig.

Wenn ich Jakob in meiner Erinnerung vor mir sehe, habe ich zwei Bilder vor Augen: Zum einen, einen so schwer erkrankten Patienten, wie es sie eigentlich selten gibt; zum anderen einen Menschen, der immer gut »drauf« war, Freude ausstrahlte und immer einen Rosenkranz dabeihatte und von einer intensiven Marien-Verehrung und Frömmigkeit geprägt war.

Wohl infolge eines Diabetes erlitt Jakob im Dezember 2014 einen initialreanimationspflichtigen, fulminanten Vorderwandinfarkt und wurde notfallmäßig in der Uniklinik Mainz zunächst erfolgreich mit einem Bypass versorgt.

Wenige Tage nach dieser großen OP fiel Jakob in ein dreimonatiges Koma mit allen Komplikationen, die wir in der Akutmedizin kennen: Neben der Tatsache, dass seine Herzleistung noch immer »nachhinkte«, Wasser sich im Herzbeutel bildete, seine Lungen teilweise versagten, seine Nieren nur dank Dialyse wieder »ansprangen«, entwickelte sich im Rahmen der Beatmung eine noch seltenere Autoimmunreaktion gegen Jakobs Gallenwege und Leber.

Das Aufwachen nach fast drei Monaten Beatmung gelang nur extrem zögerlich und in der viele Monate andauernden Reha musste Jakob lernen, wieder richtig zu sprechen, zu essen und zu gehen. Sein Gangbild war noch Monate danach mehr als wackelig und das Sprechen bereitete große Probleme. In dieser Situation lernte ich ihn kennen: Mit einem breiten Lachen im Gesicht erklärte er mir, dass ich ihn nicht so ernst anschauen solle, ihm würde gar nichts mehr passieren, da er die vergangenen Monate an der Seite der Gottesmutter Maria verbracht habe, die ihm täglich die Kraft gebe, nur nach vorne zu schauen. Die Hoffnung auf ein besseres Leben im Paradies beflügelte ihn und er erzählte mir häufig, dass alle seine »Wehwechen« nichts im Vergleich zu den Qualen unseres Herren Jesus Christus gewesen seien.

Dieses Gottvertrauen zeigte er eigentlich von nun an immer. Mehrmals haben wir in Phasen seiner Atemnot oder vor schwierigen Entscheidungen zusammen seinen Rosenkranz, den er offensichtlich immer dabei hatte, gebetet, was ihn besonders erfreute.

Leider verschlechterten sich seit diesem Zeitpunkt alle Organfunktionen, insbesondere seine Herzleistung wurde immer schwächer und im Rahmen seiner Leberzirrhose entwickelte Jakob Bauchwasser, was sich mehr als nachteilig auf seine Herzfunktion auswirkte und welches wir sicher 10–20 mal in der Praxis literweise punktieren mussten, um ihm Erleichterung zu verschaffen.

Bei einer dieser Punktionen machte ich Jakob klar, dass sein Leben nur noch durch eine kombinierte Herz- und Lebertransplantation zu retten wäre.

Auch diese Frage klärten wir »im Rosenkranz-Verfahren« und nach diesem schöpfte Jakob noch mehr Hoffnung, nach Transplantation endlich die Pilgerfahrt zur Schwarzen Madonna nach Tschenstochau zu unternehmen.

Erwartungsgemäß verliefen die nun anlaufenden Dauertermine im Transplantationszentrum ernüchternd; Jakob befand sich in der für viele Patienten in Deutschland dauerhaften Realität eines absoluten Spenderorganmangels und der exorbitanten Nachfrage bei sich kontinuierlich verschlechternder Organfunktion.

Dieser Zustand dauerte bis Anfang 2017, unterbrochen von unzähligen Klinikaufenthalten zur Stabilisierung seiner dramatisch einbrechenden Organfunktionen. Jakob wollte mir Weihwasser der Schwarzen Madonna und aus Lourdes, wo er bereits mehrfach war, mitbringen; auf dem Weg in die Praxis brach er eines Tages zusammen und konnte nicht wieder reanimiert werden; in der rechten Hand fand man seinen Rosenkranz.

Patientenbiografien

Patientenbiografie 7, Lena

Es war mir immer eine bedeutende Erfahrung während meiner Klinikzeit, die mich nie wieder verlassen wird, Lena palliativmedizinisch betreuen zu dürfen: Lena, eine israelische Patientin, suchte unsere Klinik vor 15 Jahren auf, um in Deutschland nach einer der größten verstümmelnden Krebsoperation, die wir in der Medizin kennen, nachbehandelt zu werden. Sie war damals 29 Jahre alt, eine zuvor quicklebendige und vor Lebensmut sprühende israelische Künstlerin, die sich mit der Schaffung großformatiger Landschaftsaquarelle und Portraits in Israel einen Namen gemacht hatte.

Bei ihr war im Jahr vor der stationären Aufnahme eine seltene und nur im Mittelmeer auftauchende, rasch fortschreitende Tumorerkrankung im Genitalbereich entdeckt worden, die sich bereits in die Knochen beider Beine und das gesamte kleine Becken ausgedehnt hatte. Trotz Chemo- und Strahlentherapie konnte das Wachstum nicht aufgehalten werden, weswegen sich die Kollegen der Uniklinik Haifa in höchster Not entschieden, Lena beide Beine bis knapp unter dem kleinen Becken abzunehmen.

Der aufnehmende Oberarzt sah sich zum Aufnahmezeitpunkt außerstande, eine adäquate Schmerztherapie für die schwerst-eingeschränkte und leidende Lena zu etablieren, weswegen ich zusammen mit unserem Team entschied, ihr sofort eine Schmerzpumpe zu applizieren, mit welcher sie einen kontinuierlichen Spiegel eines hochdosierten Opiats mit Begleitmedikamenten erhielt und gleichzeitig über einen Bedarfsknopf sich bei Schmerzspitzen eine Zusatzdosis des Opiats selbstständig geben konnte.

So lernte ich die verzweifelte Lena kennen: In den nun intensiv sich entwickelnden Gesprächen mit ihr, die sich häufig auf die Abendstunden konzentrierten, offenbarte sie mir ihr ganzes Leben, ihre Sehnsüchte, Wünsche und Träume, insbesondere ihre zwei Hauptwünsche zu Lebzeiten, ihren Lebensgefährten und größte Liebe Dani (der bereits auch angereist war) zu heiraten sowie ein großformatiges Bild eines wogenden Weizenmeeres zu malen.

An ihrem Bett sitzend eröffnete sie mir, dass sie, seitdem sie bei uns behandelt würde, eine unbändige Lust und Kraft verspüre, alles »aus ihr heraus zu malen« und trotz ihres siechen Körpers all ihr verbleibendes Leben in ihre Pinsel und Farben stecken zu wollen.

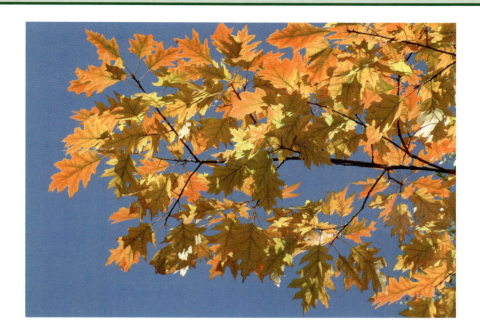

Letzteres erörterten wir intensiv im gesamten Klinikteam und schließlich zogen unsere Hausmeister los, sämtliche in der Region verfügbare Leinwand, Aquarellfarben und Pinsel in allen Größen zu besorgen.

Ihr gesamtes Einzelzimmer (unser größtes) wurde mit Leinwänden ausstaffiert; zeitgleich organisierten wir ein Spezialpflegebett (eigentlich für Verbrennungsopfer), welches sich nach dem Anschnallen der Patientin fast 90 Grad aufwinkeln ließ, so dass sie mit dem Malen beginnen konnte. So boten sich zu meiner Überraschung nunmehr jeden Tag neue bunte Landschafts-und Portraitbilder, immer mit einem bestechend realen Bildnis von Lena in Brautkleidern in jedem Bild. Fast jeden zweiten Tag mussten neue Leinwände besorgt werden und unser Stationsflur wurde voller und voller. Alle Mitpatienten dieser Palliativstation standen oder saßen stundenlang vor den Bildern und Lena bot an, diese Mitpatienten, die nunmehr fast alle in ihr Zimmer strömten, zeitgleich zu portraitieren. Aus jedem einzelnen ihrer Mitpatienten saugte Lena neue malerische Impulse, die sich teilweise auf kleinen bis kleinsten, bemalten Portrait-Zettelchen wiederfanden.

Patientenbiografien

In unseren täglichen Visiten stolperten wir über sämtliche Malutensilien. Bereits eine Woche nach Aufnahme war die nahezu schmerzfreie Lena Tag und Nacht am Malen (mit Unterbrechung von 2–3 Stunden Schlaf). Sie bedeutete mir, dass sie sich die letzten Tage ihres Lebens nur noch mit dem Malen ihrer großen Träume und Wünsche vorstellen konnte, was ich natürlich akzeptierte. Die Station glich immer mehr einer Künstlerkolonie mit Atelier. Das hatte zur Folge, dass – seit auch ihr Lebensgefährte aus Israel eingetroffen war – es für die Pflege immer schwieriger wurde, Lena zu versorgen.

Zeitgleich formten sich wieder neue Lymphknotenmetastasen in beiden Leisten, die Lena zunehmend Schmerzen bereiteten, was eine weitere Intensivierung ihrer Schmerztherapie bedeutete und zudem Lena immer schläfriger werden ließ. Trotzdem malte sie mit einer Intensität weiter, die uns alle täglich aufs Neue faszinierte.

Sie berichtete mir, dass ihr Leben so fokussiert und emotional verlaufe, wie nie zuvor. Ihre Bilder spiegelten ihre Schaffenskraft von Jahren, zentriert in wenigen Tagen.

Sie bat mich, die Trauung mit ihrem Lebensgefährten Dani zu organisieren, was uns vor neue Herausforderungen stellte: Allein die Frage des Brautkleides brachte mich zur Verzweiflung – wie ein Brautkleid für eine bettlägerige Patientin organisieren?

Zusammen mit Dani fanden wir ein Geschäft in der Nähe, dessen gesamtes Team am Brautkleid von Lena bastelte. Nachdem wir ein passendes gefunden hatten, wurde einfach die untere Hälfte »abgeschnitten«, was trotzdem für Lena einen unfassbaren Glücksmoment bedeutete, da die Trauung auch in ihrem Spezial-Pflegebett liegend-aufgerichtet stattfinden musste, weil sie bereits zu diesem Zeitpunkt zu schwach war, um in den Rollstuhl mobilisiert zu werden. Auch das Team des Standesamts machte alles möglich, so dass Lena und Dani in einer der ergreifendsten Szenen meines Lebens standesamtlich in ihrem Patientenzimmer getraut wurden.

Speziell zu diesem Tag hatte sie ein mittelgroßes Aquarell angefertigt, welches sie und Dani im Paradies zeigten. Bei der abendlichen Visite war ich, an ihrer Seite sitzend, so gerührt, dass ich kaum in der Lage war, einen Ton herauszubekommen. Lena umschlang mich mit beiden Armen und versuchte mich zu trösten und zeigte auf ein kleines Aquarell, was sie und mich zeigte, sie in den Wolken und ich inmitten eines Weizenfeldes.

Leider verschlechterte sich ihr Zustand in den Tagen nach ihrer Trauung mit Dani rapide, so dass sie zunehmend schwächer und atemnötiger wurde, was ihr das Malen nahezu unmöglich machte. Unsere Therapeuten besorgten ihr daraufhin weiche Wachsmasse, und Lena fing an, Portraits zu modellieren, so konnten wir uns bald alle in Wachs in ihrem Zimmer wiederfinden.

Am 19. Tag nach ihrer Trauung mit Dani schlief Lena in seinen Armen ein. Es war ein Frühlingsmorgen, was sie sich zuletzt so sehr gewünscht hatte.

Insgesamt 64 Bilder, Aquarelle und Wachsmodelle in ihrem Zimmer und im Stationsflur ließen uns jeden Tag an Lena denken.

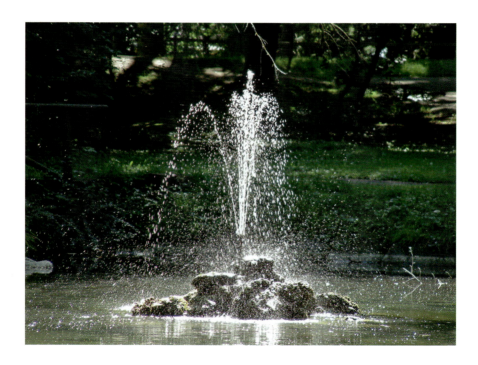

Ihr Hausarzt rät

Wenn es Ihnen schlecht geht – Ihr Hausarzt rät

Gehen Sie bitte noch einmal zurück zu den theoretischen Einführungskapiteln in das Thema Resilienz, hier insbesondere in das Modell der Salutogenese oder Gesunderhaltung von Antonovsky (was macht uns stark?, S. 17):

In den Phasen einer Lebenskrise, die häufig im Gefolge einer schweren Erkrankung, einer Trauerreaktion oder im Gefolge von Kummer und seelischer Erschöpfung auftreten kann, hilft es nicht, nach Checklisten oder standardisierten Lösungen zu suchen, sondern sich zunächst ganz auf die wesentlichen Punkte einer Analyse der momentanen Ist-Situation zu konzentrieren:

»**Verstehbarkeit**«: Darunter wird ein kognitives Verarbeitungsmuster verstanden, das es dem Menschen ermöglicht, Einflüsse von außen strukturiert zu verarbeiten und nicht von Reizen überflutet zu sein, die er nicht einordnen kann. Hier geht es darum, die jetzige Situation seiner Krise schonungslos zu analysieren, um sie letztendlich akzeptieren zu können. Die zentrale Frage vieler meiner Patienten mit Erstdiagnose z. B. einer Krebserkrankung lautet immer »Warum ich?« und wird umso nachhaltiger gestellt, je »gesünder« man geglaubt hat, zu leben. Im Bereich der seelischen oder psychiatrischen Erkrankung ist diese Frage schwieriger zu beantworten, da einer der wesentlichen Eckpfeiler z. B. einer depressiven Erkrankung die Nicht-Verstehbarkeit darstellt, verschlimmert durch die häufig lähmende und verheerende Antriebslosigkeit. Hier ist es hilfreich, sich durch erfahrene Ärzte und Therapeuten helfen zu lassen.

»**Handhabbarkeit**«: Man sollte in der Lage sein, schwierige Situationen bewältigen zu können, sei dies mit Hilfe der eigenen Ressourcen oder mittels des Glaubens an die Hilfe einer anderen Person oder sogar einer höheren Macht. Dies setzt im Sinne der Selbstwirksamkeit das Vertrauen in die eigene Handlungsfähigkeit voraus, die stets oberste Maxime bei jeder Art von Lebenskrise bleiben muss: Selbst das Zepter in der Hand haben oder mit den Worten von Sebastian Kneipp: »Hilf dir selbst, dann hilft dir Gott«. Sowohl bei seelischer wie auch körperlicher Erkrankung gilt immer der Grundsatz, ärztliche Zuwendung, Diagnostik und Therapie zu suchen, um den Prozess der Heilung durchzuführen.

»**Sinnhaftigkeit bzw. Bedeutsamkeit**«: Diese Komponente zielt darauf ab, dass der Mensch es trotz zahlreicher Probleme als sinnvoll empfindet, Energie in die Bewältigung dieser Herausforderungen und Krisen zu investieren. Denken Sie in diesem Zusammenhang an die Beobachtungen und Studien Viktor Frankls, der feststellte, dass diejenigen Häftlinge eine bessere Chance hatten, zu überleben, die jemanden hatten, der auf sie wartet: Die Familie, ein geliebtes Kind, einen Partner oder eine wichtige Aufgabe. Wenn Sie einen Sinn oder ein Ziel hatten, das ihnen die Kraft zum Weiterleben gab. Dies ist von elementarer Bedeutung bei jeder Lebenskrise und ein zentraler Baustein im Heilungs- und Gesundungsprozess: Es muss zumindest einen Sinn machen, um Gesundung zu kämpfen und damit Hoffnung zu beleben.

Was heißt das nun für Sie konkret oder anders ausgedrückt, was können Sie tun, um in Lebenskrisen wieder auf die Beine zu kommen und ihren inneren Arzt zu wecken, den jeder von uns in sich trägt?

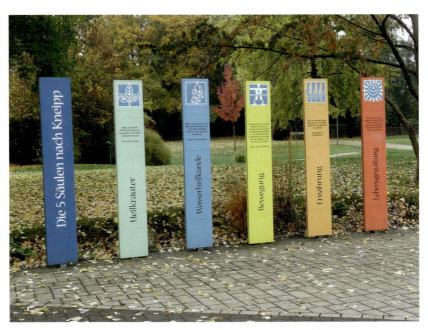

Die 5 Säulen der Kneipp-Therapie. (Kurpark in Bad Bergzabern).

Ihr Hausarzt rät

Hätten wir diesbezüglich Pfarrer Kneipp als einen der tüchtigsten Seelen- und Befindlichkeitskenner befragt, wäre seine unmissverständliche Antwort gewesen: **Ordnung!** Bringe Ordnung in dein Leben, um dich neu aufzustellen. Unterstützend wären ihm dann die Anwendung des Wassers (Hydrotherapie), die Anwendung von Kräutern, eine ausgewogene Ernährung und Bewegung in den Sinn gekommen.

Um es aber nicht im Allgemeinen zu belassen, hier Ihre **Stärkungsmittel**, die ich Ihnen empfehle:

I. Zeit

Leider fehlt bei fast allen Patienten die banalste aller Einsichten, nämlich die Einsicht, dass Heilung und Gesundung Zeit benötigt. Diese wird nicht durch Hast und Hektik oder falsch verstandenen Aktionismus funktionieren, sondern durch **Zeit**, die überdies auch (fast) alle Wunden heilt. Zeit hat vor allem auch etwas mit Geduld zu tun, ein Seelenzustand, der mittlerweile nahezu nicht mehr vorhanden ist, da mittlerweile jeder glaubt, jetzt sofort und gleich von seinem Leiden erlöst zu werden. In den Zeiten eines chaotischen Gesundheitswesens in Deutschland wissen wir, dass dieser Aktionismus erst recht fehleranfällig ist; Fehler, die System-immanent sind und teilweise verheerende Konsequenzen haben.

Das einfache Bild vom Knochenbruch, der nach der Operation Zeit zur Heilung und eine Ruhigstellung benötigt, leuchtet so ziemlich jedem ein; dass dies aber auch auf sämtliche Erkrankungen von Leib und Seele zutrifft, erschließt sich erst auf den zweiten Blick. Nicht umsonst haben wir als einen der wenigen Lichtblicke unseres Sozialsystems (und eines der wenigen Länder überhaupt) noch die Möglichkeit, sowohl Rehabilitationsmaßnahmen und Wiedereingliederungsmöglichkeiten durchführen zu können, um den Heilungsprozess zu födern.

II. Schlaf

Ich könnte es – auch nach 20-jähriger ärztlicher Tätigkeit – nicht besser als Hufeland vor 200 Jahren ausdrücken, dass der Schlaf eine der weisesten Veranstaltungen der Natur ist, den beständigen reißenden Strom der Lebenskonsumtion (= Lebensverbrauch) zu bestimmten Zeiten aufzuhalten und zu mäßigen. Er gibt gleichsam die Stationen für unsere physische und moralische Existenz, und wir erhalten dadurch die Glückseligkeit, alle Tage von neuem geboren zu werden, und jeden Morgen durch einen Zustand von Nichtsein in ein neues erfrischtes Leben überzugehen.[63]

Was der sorgsame ärztliche Beobachter vor 200 Jahren beschrieb, hat aktuell nichts an Bedeutung und Aktualität verloren; wir wissen, dass gerade psychosomatische Erkrankungen sich in der Frühphase bereits durch Schlafstörungen, bei denen wir zwischen Ein- und Durchschlafstörungen differenzieren, manifestieren.

Diese Schlafstörungen werden derzeit nach der Internationalen Klassifizierung von Schlafstörungen in achtzig verschiedene Unterkategorien und Differentialdiagnosen unterteilt, wobei die häufigsten Differentialdiagnosen neben einem Schlaf-Apnoe-Syndrom das Restless-Legs-Syndrom sowie in seltenen Fällen eine Narkolepsie sind und fast 1/3 der Allgemeinbevölkerung davon betroffen ist.[64]

Im Rahmen der Gesundheitsberichterstattung des Bundes zeigte sich, dass Schlafstörungen bei Frauen deutlich häufiger mit einer altersabhängigen Steigerung auftreten; zudem dominierten in der deutschen Allgemeinbevölkerung mehrheitlich Durchschlafstörungen.[65] Neben einer signifikanten Einschränkung der Lebensqualität können Schlafstörungen, die häufig durch externe, soziale oder gesellschaftliche Stressoren induziert werden, das Risiko von kardiovaskulären (z. B. Herzinfarkte), metabolisch-endokrinen (z. B. Diabetes) oder neurokognitiven Erkrankungen (z. B. Demenz) erhöhen.[66]

---

63 Siehe 47. p. 172 ff.

64 Ohayon, M. M. (2007). [Prevalence and comorbidity of sleep disorders in general population]. Rev Prat, 57(14), 1521-1528.

65 Schlack, R., Hapke, U., Maske, U., Busch, M., & Cohrs, S. (2013). Häufigkeit und Verteilung von Schlafproblemen und Insomnie in der deutschen Erwachsenenbevölkerung (Vol. 56): Robert Koch-Institut, Epidemiologie und Gesundheitsberichterstattung.

66 Grandner, M. A. (2017). Sleep, Health, and Society. Sleep Med Clin, 12(1), 1-22. doi:10.1016/j.jsmc.2016.10.012.

Ihr Hausarzt rät

Oft präsentieren sich die geplagten Patienten mit erheblichem Leidensdruck in der Praxis, den alle Ärzte durch ihre »Expertise« durch die häufigen und zermürbenden Nachtdienste gut nachvollziehen können. Häufig haben viele Patienten versucht, u. a. mit Alkohol oder anderen Suchtmitteln in den Schlaf zu finden, was erfahrungsgemäß bei nahezu allen Lebenskrisen nicht funktioniert. Erst bei hohem Leidensdruck wird der Arzt aufgesucht, der dann nach den Ursachen forschen muss. Sinnvoll ist hier eine einfühlsame und sorgsame Anamnese, die bereits viele Hinweise auf die Ursache des Schlafproblems gibt.

Leider ist es heute Realität, dass die ungesteuerte Smartphone- und Internetnutzung insbesondere bei jüngeren Erwachsenen bis kurz vor dem Schlaf betrieben wird, was die Situation von Einschlafstörungen nur noch mehr triggert. Das Schlafzimmer ist ein weiterer Ort des Medienkonsums geworden und somit völlig untauglich für einen ruhigen Schlaf.

In allen Phasen von Lebenskrisen rate ich meinen davon betroffenen Patienten zur strikten Einhaltung einer täglichen Schlafhygiene, die darauf abzielt, täglich zu festen Zeiten das Bett ohne Handy, Fernsehen oder Tablet aufzusuchen, allenfalls noch etwas zu lesen, um danach in den Schlaf zu finden. Bei drückender Sorgenlast hilft es, den »Gedankenstuhl« im Wohnzimmer aufzusuchen, der bei jeder Grübelei aufgesucht wird, um diese aus dem Bett herauszuhalten.

Leider gibt es einen ungehemmten Missbrauch frei verkäuflicher Schlafmedikamente, deren Umsatz jedes Jahr signifikant wächst. Jeder Arzt dagegen wird sich sorgsam überlegen, wann und welches Medikament er sinnigerweise einsetzt, ohne eine Abhängigkeit des Patienten zu fördern und erst dann rezeptieren, wenn der hohe Leidensdruck und die Intensität der Schlafstörung dieses gebietet. Ein Hinweis aller beteiligten ärztlichen Fachgesellschaften, dass psychotherapeutische Verhaltenstherapie hier zuerst indiziert ist, ist zwar schön, aber absolut nicht hilfreich, da wir in der psychotherapeutischen Versorgung unserer Patienten auf Drittwelt-Niveau abgefallen sind und selbst bei den elementarsten psychosomatischen Krisen keine Therapieplätze ambulant oder stationär für unsere Patienten finden.

Es ist zusammenfassend von elementarer Bedeutung, in allen erdenklichen Lebenskrisen den Schlaf wieder zu verbessern, um Gesundung und Heilung zu fördern.

III. Bewegung

Im Gefolge von Schlafstörungen, Antriebslosigkeit, Trauer und Kummer bei Lebenskrisen tritt häufig durch eine allgemeine Antriebslosigkeit auch ein deutlicher Bewegungsverlust ein, was die oben genannten Symptome im Sinne eines Teufelskreises weiter verschlimmert. Die Motivation, sich zu Bewegung und körperlicher Aktivität zu zwingen, tendiert gegen null.

Dabei ist Bewegung elementarer Baustein des Lebens oder – um Paracelsus zu zitieren – »**Bewegung ist Leben**«.

Was macht überhaupt Bewegung und eine Bewegungstherapie mit unserem Körper?

Hierzu könnte ich eigentlich ein weiteres Buch schreiben, da mittlerweile Sport und Bewegungstherapie für einen Großteil von Erkrankungen in der medizinischen Wissenschaft einen festen Stellenwert und somit Einzug in alle diesbezüglichen Behandlungsleitlinien gefunden hat. Für einige Erkrankungen wird heute sogar der Stellenwert einer moderaten Bewegung mit der Verabreichung einer Tablette gleichgesetzt.

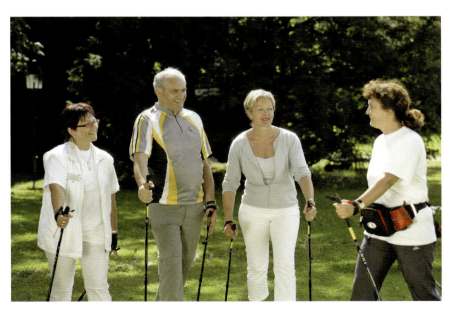

Ihr Hausarzt rät

Führen wir uns einmal die Wirkung von Bewegung für Einzelbereiche unseres Körpers schematisch vor Augen:

Nervensystem:

Bei Bewegung werden alle Abschnitte des Nervensystems aktiviert. Zwischen Denkprozessen und Muskeltätigkeiten gibt es zahlreiche Zusammenhänge. So behindern monotone körperliche Tätigkeiten eher die Denkprozesse, die Aktivierung von Denkprozessen geht oft mit Bewegungsdrang einher:

Ausgewogene Durchblutung und Aktivierung der einzelnen Gehirnabschnitte.
Rückwirkungen körperlicher Betätigung auf Denkprozesse.
Ausgleich im vegetativen Nervensystem.
Anpassung der vegetativen Reaktionslage an den jeweiligen Bedarf.

Bewegung wirkt sich positiv auf das Gehirn aus, indem sie die Bildung von Hirnzellen stimuliert und die Ausschüttung von Dopamin anregt.[67]

Wenn wir uns somit z. B. eine der fatalsten Alterserkrankungen in der Praxis, den Morbus Parkinson, anschauen, wird schnell klar, dass ein zentrales Element jeder Therapie die Bewegungstherapie sein muss: Es kommt bei den Betroffenen ja nicht nur zu den motorischen Kardinalsymptomen, sondern auch zu einer Beeinträchtigung der intra- und intermuskulären Koordination. Dies trägt maßgeblich dazu bei, dass die Schwierigkeiten in der Durchführung komplexer motorischer Abläufe zunehmen (z.B. das Sich-Erheben aus einem Stuhl). … Studien zeigen, dass Personen, die an unterschiedlichen Bewegungsübungen teilnahmen, beweglicher waren, schneller gehen und ihr Gleichgewicht besser halten konnten als Personen, die nicht an den Übungen teilnahmen. Auch eine geringere Sturzrate bei regelmäßiger Bewegung konnte festgestellt werden. Steigerung von Mobilität und Beweglichkeit im Alltag sowie eine Verbesserung der Koordination erleichtern die Bewältigung von Alltagsaktivitäten.[68]

---

67 Glehr, Reinhold, Tobias Schöberl, and Werner Seel. »Das Parkinson-Syndrom in der allgemeinmedizinischen Praxis.« *Allgemeinmedizin up2date* 2.01 (2021): 39-56.
68 Ebd.

Psyche

Bewegungstherapie führt zu einer Verbesserung des Lebensgefühls, der Beziehung zur Umwelt und zu einer gehobenen Stimmungslage mit ausgeglichener und schwingungsfähigerer Psyche:

Abreaktion angestauter Reaktionen

Erlebnisvermittlung

Erhöhung des Selbstwertgefühls

Vermittlung von Wohlbefinden (Endorphine/Steigerung der Stimmungslage)

Entwicklung einer ausgeglichenen Persönlichkeit

Es liegt aktuell eine klare wissenschaftliche Evidenz für ein moderates, körperliches Training bei Angst-und Depressionen vor; zudem hat sie positive Effekte bei Schizophrenie und Suchterkrankungen.[69]

Körperliche Aktivität hat darüber hinaus eine präventive Wirkung und kann sogar vor dem Auftreten verschiedener psychischer Störungen schützen. Sie hat weiterhin günstige Effekte auf die kognitive Leistungsfähigkeit sowie die Entwicklung von Demenzen ... und sollte daher, wenn immer möglich, als zusätzlicher Therapiebaustein bei der Behandlung psychischer Erkrankungen empfohlen werden.[70]

---

69 Broocks, A. (2010). Bewegungstherapie bei psychischen Erkrankungen. In: Braumann, KM., Stiller, N. (eds) Bewegungstherapie bei internistischen Erkrankungen. Springer, Berlin, Heidelberg. https://doi.org/10.1007/978-3-642-01332-4_15

70 https://www.zora.uzh.ch/id/eprint/213226/1/Sport-als-Praevention-und-Therapie-psychischer-Erkrankungen.pdf

Ihr Hausarzt rät

Immunsystem

Bewegungstherapie im Sinne einer moderaten körperlichen Bewegung hat zahlreiche positive Auswirkungen auf das Immunsystem:

Stimulation der spezifischen sowie unspezifischen Abwehr

Resistenzerhöhung

Immuntraining durch dosierte Belastungsreize

Verzögerung von Alterungsprozessen

Verminderung des Krebsrisikos[71]

Bezogen auf einen der häufigsten Beratungsanlässe in der täglichen Praxis hat sich gezeigt, dass Bewegung z. B. für alle Formen des Diabetes eine der wichtigsten Maßnahmen ist, die Gesundheit zu erhalten. Durch Sport und Bewegung werden Anpassungs- und Reparaturmechanismen in verschiedenen Organsystemen und Zellen wie Muskulatur, den Nerven, im Immunsystem oder Gehirn ausgelöst, die helfen können, Krankheiten abzuwehren.[72]

Sport und Bewegung verbessern die körperliche Leistungsfähigkeit, die Lebensqualität und die Prognose bei praktisch allen kardiovaskulären Risikofaktoren (z. B. Bluthochdruck, Herzinfarkt etc.) und sind vor allem in der Nachbehandlung nach bereits eingetretenen Folgen wie Herzinfarkte oder Herzmuskelschwäche nicht mehr wegzudenken.[73]

Es muss dabei keine körperliche Höchstleistung erbracht werden. Belastungen nach dem Motto »Laufen ohne Schnaufen« bringen bereits gute Gesundheitsergebnisse.[74]

Mittlerweile zeigen zahlreiche Untersuchungen, dass regelmäßige körperliche Aktivität bei Tumorpatienten nicht nur zu einer Verbesserung der körperlichen Leistungsfähigkeit, sondern auch zu einer Reduktion der Nebenwirkungen

---

71 Schencking, M: Script Naturheilverfahren zur Erlangung der Zusatzbezeichnung Naturheilverfahren. Bad Wörishofen, 2008

72 Esefeld, K., Kress, S., Behrens, M., Zimmer, P., Stumvoll, M., Thurm, U., ... & Halle, M. (2021). Diabetes, Sport und Bewegung. Diabetologie und Stoffwechsel, 16(S 02), S. 299-307.

73 Hacke, C., & Weisser, B. (2021). Sport und Bewegung in Prävention und Therapie kardiovaskulärer Erkrankungen. DMW-Deutsche Medizinische Wochenschrift, 146(06), 381-388.

74 Siehe 72

der Therapie (v. a. der Fatigue = Müdigkeits-Symptom), einer Stimmungsaufhellung und einer Zunahme der Lebensqualität führt.[75]

Die Auswertung der Studienlage hat unmissverständlich gezeigt, dass Überlebende einer Krebserkrankung von körperlichem Training profitieren und dieses vor allen Dingen auch sicher für die Patienten ist. Bewegung hat bei einer Vielzahl von krebsbezogenen Gesundheitsbeeinträchtigungen wie Angstzuständen, depressiven Symptomen, Müdigkeit, körperlicher Leistungsfähigkeit, Lymphödemen und Lebensqualität einen positiven Einfluss.[76]

Ich war überrascht, dass in Großbritannien der Einsatz von moderatem Sport selbst bei Hospizpatienten, die eine Restmobilität aufwiesen, die Lebensqualität verbesserte. Gerade die hauptsächlichen Symptome in dieser letzten Lebensphase wie Atemnot, Müdigkeit, Schlafstörung und Schmerz konnten dadurch gelindert werden.[77]

Hufeland konstatierte, dass man sich täglich wenigstens eine Stunde Bewegung im Freien verschaffen solle[78], dem schließe ich mich zu 100 % an:

Zwingen Sie sich, jeden Tag vor die Tür zu gehen oder noch besser, einen – Ihrer aktuell angepassten Lebenssituation – moderaten täglichen Sport zu betreiben. Ihr Heilungsprozess wird es Ihnen danken. Bewegung im Freien bedeutet auch Sauerstoff für unser Gehirn, ein Trend, der sich z. B. beim »Waldbaden« wiederfindet.

---

75 Dimeo, F. C., and E. Thiel. »Körperliche Aktivität und Sport bei Krebspatienten.« Der Onkologe 14.1 (2008): 31-37.

76 http://www.deutsche-therapeutenauskunft.de/therapeuten/therapeutennachrichten/singleview/?tx_ttnews%5Btt_news%5D=21602

77 Burke, S orcid.org/0000-0001-8097-2026, Utley, A orcid.org/0000-0001-7672-4900, Belchamber, C et al. (1 more author) (2020) Physical activity in hospice care: A social ecological perspective to inform policy and practice. Research Quarterly for Exercise and Sport, 91 (3). pp. 500-513. ISSN 0270-1367

78 Siehe 47, p. 179 ff

Ihr Hausarzt rät

IV. Ernährung

Meiner langjährigen Beobachtung nach finden sich in Lebenskrisen der mir anvertrauten Patienten zwei Extreme: Es überwiegt ein absoluter Appetitmangel (durch Schlafstörungen verschlimmert), was zu einer z.T. dramatischen Gewichtsabnahme und somit zu einem »Energie-Einbruch« führt und die Lebens-und Selbstheilungskräfte signifikant einschränkt.

Ein geringerer Prozentsatz von betroffenen Patienten zeichnet sich durch das Gegenteil aus, indem viel und ungesundes, zügellosen Essen als Ersatzbefriedigung und Therapeutikum mit der Folge einer exzessiven Gewichtszunahme zugeführt wird.

Hier sollte man den Patienten an die Hand nehmen und zunächst verdeutlichen, was überhaupt unser Essverhalten triggert:

Außenlenkung = *kulturelle Normierung* = konservative Komponente im Essverhalten.

Innensteuerung = *biologische Regulation* – steht in Konkurrenz zur Außensteuerung.

Kognitive Kontrolle = *Ernährungsverhalten* = alle bewusst vorgenommenen Maßnahmen zur Steuerung des eigenen Ernährungsverhaltens.

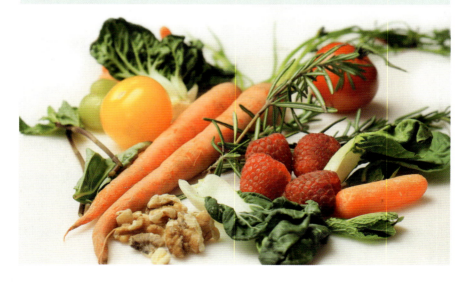

Essverhalten folgt in der Realität keiner stabilen Wiederholung, sondern ist außerordentlich situationsgebunden und deckt einen Erlebnisbereich ab, der primär emotional und nicht kognitiv-rational zugänglich ist.

Unter dem Aspekt einer gesunden Ernährungsweise ist es für eine erfolgreiche ärztliche Ernährungsaufklärung wichtig, dass eindeutige und klare Verbindungen zwischen einer ernährungsphysiologisch günstigen Ernährung und konkreten Speisen aufgezeigt werden. Dies ermöglicht eine zutreffendere Auswahl nach gesundheitsrelevanten Kriterien beim Lebensmitteleinkauf.[79]

Ich orientiere mich weitgehend an aktuellen ernährungsphysiologischen Gesichtspunkten: Es gibt keine Maßnahme, mit der wir so direkt und intensiv ins innere Milieu und in jede Zelle hineinwirken, wie durch die Ernährung. Bereits vor 2000 Jahren erkannte Hippokrates, als er formulierte: **Eure Nahrungsmittel sollen eure Heilmittel und eure Heilmittel sollen eure Nahrungsmittel sein. Kneipp sagte: Der Weg zu Gesundheit führt nicht durch die Apotheke, sondern durch die Küche. Er postulierte: Wenn der Vater einer Erkrankung oft unbekannt ist, ist die Mutter immer die Ernährung.**[80]

Die Kneipp'sche Küche ist überwiegend kohlenhydratreich mit ausreichend Ballaststoffen, Mineralien, Spurenelementen und Vitaminen. Die Beachtung des glykämischen Index (Ausmaß der Steigerung des Blutzuckerspiegels verschiedener Nahrungsmittel nach dem Essen) ist hier eine Selbstverständlichkeit.

Nach dem System der Vollwerternährung sollen möglichst unverarbeitete, natürliche Lebensmittel verwendet werden, sodass die Ernährung energiereduziert, fettmodifiziert, natrium (Kochsalz)- und purinarm ist. Die Prinzipien der Ernährungstherapie vermeiden oder beseitigen einerseits Nährstoffmängel und sichern andererseits die Zufuhr von bioaktiven Substanzen. Hierdurch kann wesentlich zur Prävention von ernährungsabhängigen Erkrankungen beigetragen werden.

Eine strukturierte Ernährungstherapie nach Kneipp führt zu einer Senkung der Blutfette, reguliert den Blutdruck, verbessert die Thrombozytenaggregation (Blutplättchenverklumpung), vermindert die Arteriosklerose, vermindert das Risiko, an Krebs zu erkranken und verbessert den Immunstatus. Unter Beachtung einer ausgewogenen, vitalstoffreichen Ernährung können psy-

---

79 Siehe 64
80 Siehe 25

Ihr Hausarzt rät

chische Störungen günstig beeinflusst werden wie Nervosität, Schlafprobleme, Stress, Antriebslosigkeit und depressive Verstimmung. Wenn wir uns im 21. Jahrhundert gesund erhalten wollen, so müssen wir vielfach die Ernährungsgewohnheiten umstellen. Dies bedeutet weniger tierisches Fett, dafür mehr Getreide- und Milchprodukte sowie reichlich Obst und Gemüse.[81]

Zusammenfassend lässt sich somit feststellen:

Faktoren einer falschen Ernährung
- *Zu hoher Konsum an tierischen Fetten*
- *Mangelnde Nährstoffe*
- *Erhöhter Kochsalzverbrauch*
- *Giftstoffe in Nahrungsmitteln*
- *Denaturierte Nahrungsmittel*
- *Ballaststoffmangel*
- *Genussmittelmissbrauch*
- *Fehlende essentielle Fettsäuren*

Gesunde Ernährung soll:
- *vielseitig sein*
- *sich auf eine breite Basis von Getreide und Getreideprodukten gründen*
- *reichlich Obst und Gemüse beinhalten (fünfmal am Tag!)*
- *Lebensmittel, die weiter oben in der Ernährungspyramide stehen (Milch und Milchprodukte; Fleisch, Fisch, Eier, Hülsenfrüchte, Nüsse) nur in Maßen beinhalten*
- *Fette, Öle und Süßigkeiten sparsam verwenden*

Konkret umgesetzt heißt dies, sich gerade bei Lebenskrisen zwingen, die Ernährung zu optimieren und vor allem, diese **regelmäßig** zu sich zu nehmen. Dies lässt sich auch mit einem kleinen Budget bewerkstelligen.

---

81 Siehe 47, p. 179

V. Tätigkeit

Was verstehe ich ärztlich unter diesem abstrakten Begriff?

Die täglichen Erfahrungen der Praxis belegen eindeutig die Tatsache, dass eine regelmäßige, tägliche Aktivität mit festen Aufsteh- und Schlafenszeitrhythmen in der Tagesstruktur einen Heilungsprozess beschleunigen kann. Es ist logisch, dass infolge einer ausgedehnten Therapie mit Operation, Strahlenbehandlung, Chemotherapie oder sonstiger, schwerer Erkrankung eine komplette Arbeitsunfähigkeit besteht.

Meiner Beobachtung nach führen aber die langfristigen Arbeitsunfähigkeitszeiten z. B. bei psychosomatischen Erkrankungen zu einer Vereinsamung und Konzentrierung häuslicher Konflikte. Ein geregelter Tagesablauf mit Arbeitsbeginn und Arbeitsende geben dem Patienten nicht nur äußerlich eine Tagesstruktur sondern eine einfache Form der Selbstbestätigung, die er sonst so nicht hätte. Die Bemühungen des Sozialwesens um Teilhabe sind daher nicht hoch genug zu schätzen; die zusätzlichen Mittel einer Wiedereingliederung oder Rehabilitationsmaßnahme können ebenfalls einen Heilungsprozess begünstigen. Zudem rate ich meinen Patienten, sich – wenn möglich – ehrenamtlich zu engagieren, um weg vom Kreisen um den eigenen Mikrokosmos zu kommen.

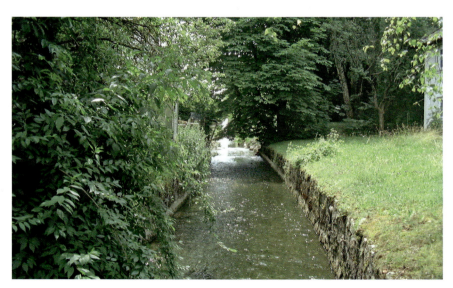

Ihr Hausarzt rät

VI. Optimismus

Grundsätzlich mein ärztlicher Rat an Sie: Zwingen Sie sich bei jeder Erkrankung, nach vorne und nie nach hinten zuschauen oder – salopp ausgedrückt – das Glas Wasser muss immer halbvoll und nie halbleer sein.

Hört sich trivial an, ist es aber ganz und gar nicht: Wenn Sie nach durchwachten oder schlechten Nächten in einen Tag gehen und zudem es draußen winterlich dunkel ist, werden Sie wissen, wovon ich spreche. Hier ist der innerliche Zwang absolut notwendig, um diese Perspektive weiter durchzuhalten.

Es ist ganz natürlich und nachvollziehbar, dass während jeder Erkrankung es phasenweise auch zu einer kritischen Introspektion mit Tränen und Kummer kommen kann, doch diese Phasen müssen dann irgendwann beendet werden (oder – um mit den Worten meiner Tochter es auszudrücken – »Tränchen trocknen, Krönchen richten und weiter geht's«).

Vielen unserer jüngeren Patienten bringen wir in diesen Lebenskrisen das »**Rocky Balboa**« – Konzept nahe: »Kämpfen – auf die F… bekommen – fallen – wieder aufrichten – weiter geht's«.

Als langjähriger Läufer weiß ich – genau wie die ganze Lauf-Community auch – wo wir Berge erklimmen, kommen wieder die Abstiege, wo Abstiege sind, befinden sich Berge und Steigungen wieder in unmittelbarer Nähe …

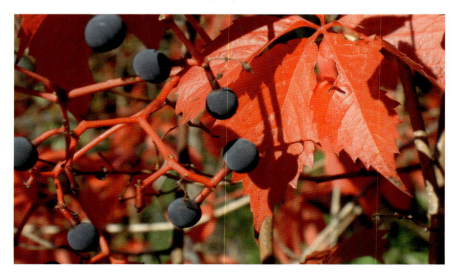

VII. Selbsterkenntnis

Geradezu einen Fluch bedeutet die Selbstüberschätzung vieler Patienten, egal ob aus dem Bereich der Politik der Wirtschaft, der Industrie, der Wissenschaft oder dem allgemeinen Patientengut entstammend: Das gedankliche Hauptkonstrukt antiker Philosophie, dem »**Erkenne dich selbst**« wird einem Wahn geopfert, jede erreichbare Stufe von z. B. Karriere, Sport, Beziehungsstatus oder Kindererziehung zu erreichen bzw. zu optimieren.

Ich selbst muss mich in Bezug auf die medizinische Karriereleiter dazuzählen, denn ich habe die Grenzen meines Körpers kennengelernt und dadurch viel dazugelernt.

Oftmals findet eine tägliche Grenzüberschreitung statt, die der Körper dann in der Frühphase z. B. mit Schlafstörungen, Tinnitus, Hörsturz oder Reizdarmsymptomatik beantwortet. Die zentrale Frage an mein Ich, – schaffe ich diesen nächsten Schritt, schaffe ich den nächsten Sprung der Karriereleiter, muss ich die nächste finanzielle Verpflichtung eingehen oder schlichtweg – möchte ich meinen Körper Richtung Tarzan optimieren, wird bei den meisten zunächst völlig ausgeklammert.

Erst die gesundheitliche Krise konfrontiert den Betroffenen mit der Realität körperlich/seelischer Grenzen. Alle psychosomatischen Fachkliniken in Deutschland können davon ein Lied singen, die diese Konstellation bei den meisten stationär behandelten Patienten finden.

Trifft dann diese Selbstüberschätzung auf eine angespannte psychische Grundkonstellation oder z. B. eine posttraumatische Belastungsstörung akkumuliert das Ganze in Richtung manifeste Erkrankung.

Im Umkehrschluss bedeutet dies, sich bei den o. g. Konstellationen zu fragen, ist es das wert oder bin ich in der Lage, diesen Schritt physisch und psychisch zu gehen.

Ein Resilienz-Tagesprogramm

Mit Wasser – dem Lebenselixier

Wasseranwendungen führen zu einer Verbesserung des körperlichen und seelischen Wohlbefindens. Abwehrkräfte, Herz-Kreislauf-System und Nervensystem erfahren eine positive Umstimmung. Wasser ist das natürlichste, einfachste und das sicherste Heilmittel, stellte Pfarrer Kneipp bereits vorletztes Jahrhundert fest.

Hier beispielhaft und sehr einfach durchzuführen: Das **kalte Armbad** – der »Espresso« des Kneippianers:

Stärkt die Abwehr, fördert die Durchblutung und erfrischt bei Abgeschlagenheit und Müdigkeit. Arme im Waschbecken mit kaltem Wasser für ca. 30–40 Sekunden halten und dabei tief und ruhig weiteratmen).

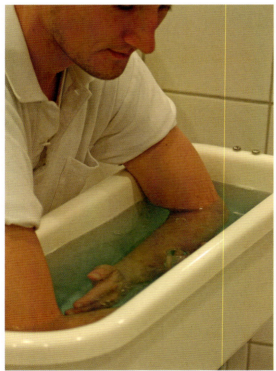

Das Armbad

Mit Bewegung – zur Erhaltung und Verbesserung der individuellen Vitalität

Wer rastet, der rostet! Durch die intensive Atmung bei Bewegung werden alle Organe besser mit Sauerstoff und Nährstoffen versorgt und die Muskeln gekräftigt. Ihr Nervensystem wird stabiler, Stress wird abgebaut und das Gehirn wird bis zu 40 % stärker durchblutet.

Auch hier beispielhaft eine einfache Tagesübung: **Zahlengymnastik** – die Fitmacher-Übung:

Falten Sie die Hände und schreiben sie mit den Armen große Zahlen in die Luft (von 1 bis 10); der gesamte Körper bewegt sich mit. Schreiben Sie jeden Tag eine Zahl mehr, anhaltende Leistungsfähigkeit und Beweglichkeit werden Ihr Lohn sein. Noch einfacher: Gehen Sie jeden Abend mind. 30 Minuten konsequent spazieren!

Mit Kräutern – natürliche und milde Vorbeugung und Revitalisierung

Pflanzen und Heilkräuter werden schon seit alters her zur Bekämpfung und Vorbeugung verschiedenster Krankheiten eingesetzt. Die gesundheitsfördernde Heilkraft der Kräuter ist heute auch wissenschaftlich belegt. Hierbei liegt der Vorteil der natürlichen Phytotherapie im Sinne von Sebastian Kneipp vor allem in der guten Verträglichkeit von pflanzlichen Arzneien. Sie sind wirksam, schonen jedoch den Organismus.

In der Kneipptherapie setzen wir Kräuter als Zusätze zu Bädern (Fuß- und Armbädern), Wickel, Packungen, Auflagen, Teerezepturen oder Inhalationen und Einreibungen ein. Denken Sie einfach an die einfachste Form der Kräuteranwendung in Form von individuell zubereiteten Tees oder Teemischungen, z. B. einen Melissen/Baldrian/Hopfen/Lavendeltee zur Nacht.

Ein Resilienz-Tagesprogramm

Extrakt aus:	Wirkung	Heilanzeige
Baldrianwurzel	beruhigend	Schlaflosigkeit, nervöse Unruhe
Fichtennadel	durchblutungsfördernd, anregend, auswurffördernd	Bronchitis (Inhalation während des Bades bzw. Aufnahme durch die Haut wie bei Bronchialbalsam), nervöse Funktionsstörungen (vegetative Dystonie), Durchblutungsstörungen, Muskelatrophien
Hopfen	beruhigend, durchblutungsfördernd	leichte Schlaflosigkeit, nervöse Beschwerden, allgemeine Erschöpfung
Eichenrinde	zusammenziehend (adstringierend)	chronische Ekzeme, Hautgeschwüre, Hämorrhoiden
Haferstroh	entzündungshemmend	Entzündungen der Haut
Kamillenblüten	entzündungswidrig, krampflösend	Wundbehandlung, Dermatitis, Ekzem, Analfissuren
Melissenblätter	beruhigend	leichte Schlaflosigkeit, Nervosität
Molke	stabilisiert den Säureschutzmantel der Haut, entzündungshemmend	Ekzem, Juckreiz, strapazierte Haut, Scheideninfektion mit Pilzen
Lavendelblüten	durchblutungsfördernd, beruhigend	rheumatische Erkrankungen, Juckreiz, Nervosität
Rosmarinblätter	durchblutungsfördernd krampflösend, anregend	Muskelschmerzen, niedriger Blutdruck
Schachtelhalm (Zinnkraut)	wundheilungsfördernd	Wundbehandlung, Verbrennungen Unterschenkelgeschwür (Ulcus cruris), Wundliegen (Dekubitus)
Thymiankraut	auswurffördernd	Bronchitis
Wacholder	durchblutungsfördernd	rheumatische Erkrankungen, Muskelverspannungen

Eine Auswahl der angewendeten Kräuter in der Kneipptherapie

Mit Ernährung – zum Aufbau unserer Lebensenergie

Durch eine individuelle und ausgewogene Ernährung, die fettarm sowie reich an Kohlenhydraten ist erhalten wir wertvolle Vitalstoffe für unseren Organismus. Eine abwechslungsreiche Ernährung steigert Ihr allgemeines Wohlbefinden und fördert Ihre körperliche und geistige Vitalität. Kneipps Ernährungs-Therapie setzt hier weitgehend auf naturbelassene, vorwiegend vegetarische Kost, die schonend zubereitet werden sollte.

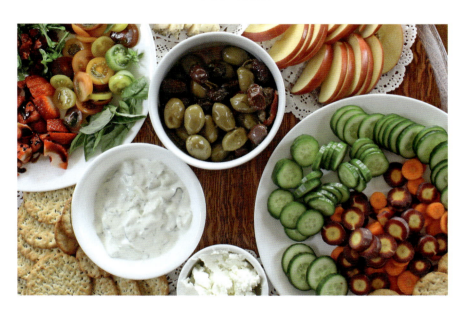

Mit Lebensordnung – das innere Gleichgewicht finden

Ordnung in der Seele ist ein Schlüssel für Gesundheit und Wohlbefinden. Lebensordnung umfasst eine ausgewogene, natürliche Lebensführung, die der Einheit von Körper, Geist und Seele gerecht wird. Aus einer gestärkten Mitte heraus begegnen Sie Konflikten und Widrigkeiten im Leben besser und leichter. Gewinnen Sie innere Kraft und Stärke durch geistige Entspannung und Maßnahmen die Ihrem Leben Rhythmus und Ordnung geben.

Schlusswort

Wie Sie unschwer erkennen können, ist es mir eine absolute Herzensangelegenheit, Ihnen Wege zu Ihrer Widerstandsfähigkeit aufzuzeigen und um Pfade der Heilung zu skizzieren.

Aus der palliativmedizinischen Erfahrung vieler junger Patienten, die ich auf ihrem letzten Weg begleiten durfte, ist mir die Bitte einer 35-jährigen Lehrerin unauslöschlich im Gedächtnis geblieben, wonach ich allen nach ihr kommenden Patienten die Kraft vermitteln solle, die ihr zuletzt fehlte.

Täglich muss ich immer mehr Patienten behandeln, die ihre Mitte und Resilienz verloren haben und auf der unendlichen Suche nach Linderung oder Heilung sind.

Wenn ich es geschafft habe, dass Sie in den eingestreuten Patientenbiografien sich oder Verwandte und Freunde wiederfinden und Sie danach die aufgezeigten Therapiemöglichkeiten (die jeder – dank seines inneren Arztes – selbst bewerkstelligen kann) umsetzen, wäre es mir eine unendliche Freude.

Mein Dank gilt Raffaela Berger für die unendliche Mühe der Entzifferung der Wanner Briefe sowie erneut Bernd Bogner und Christine Vary für die kritische Durchsicht.

Erneut ist dieses Buch eine Benefizaktion zugunsten des von mir initiierten Hospizes »Rhein-Lahn« in Nassau/Lahn, mit dessen Grundsteinlegung wir Mitte 2023 rechnen.

Nähere Informationen finden Sie unter:
www.fv-hospiz-rhein-lahn.de

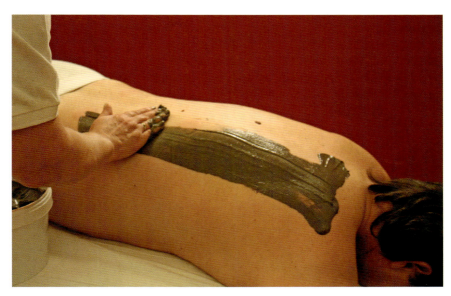

Die Moorpackung

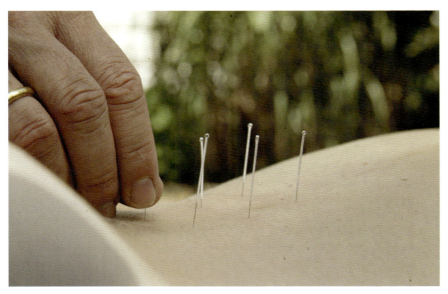

Rückenakupunktur

Der letzte Brief Wanners an meine Großtante, Stalingrad, 04.12.42

Im Osten, 4.12.42

Mein Mariechen!

du siehst, ich muß mit dem Platz sehr sparsam sein, denn es werden nur Briefe bis zu 10 g *[Gramm]* befördert. Wir liegen hier in einem Kellerloche, haben aber einen schönen warmen Ofen. Jetzt hab ich auch das Wiesenbuch von K.H. Waggerl gelesen, und es hat mich sehr zu einer ähnlichen Arbeit angeregt. Aber darüber will ich vorläufig noch nichts schreiben, denn vielleicht kann ich dich mal damit überraschen. Natürlich wäre dazu ein kurzer Urlaub nötig. Weißt du aber was, Erdbeer, ich hab danach wieder mal eine Novelle von Goethe gelesen und das kleine Legendchen von Gottfr[ied] Keller, das du mit geschickt hast. Das sind doch die wirklichen Meister. Mit welch geringen Mitteln bringen sie etwas derartig großes zuwege und wie dick muß ein heutiger wie K.H. Waggerl die Farbe auftragen, um dann doch nur eine Sache zustande zu bringen, der eigentlich der große Zusammenhang fehlt.

Ja, mein gutes Stück, jetzt sitze ich hier, und darf nur jede Woche einen Brief schreiben, wie es die Lage erfordert. Und Weihnachten steht vor der Tür. Wie groß ist doch der Unterschied zwischen dem Advent vor drei Jahren und dem jetzt. Am Sonntag saßen wir in einem Loch, draußen in einer Schlucht als Störungstrupp. Aber weißt du, mein gutes Stück, ein kleines bißchen Kerzenschimmer von unserm Bäumchen an der Feldgrube ist doch immer bei mir auch ohne Friede und Ruhe und Post und wieviele Stunden am Tag kann ich doch eigentlich mit dir allein zusammen sein.

Abbildungsverzeichnis

Martin Schenking: Seite 9, 13, 21, 27, 28, 29, 37, 38, 40, 47, 50, 57, 61, 67, 75, 83, 84, 86, 91

Seite 26, 30, 31: Archiv Sebastianeum, Okt. 2007

Seite 17 rechts: © Foto H.-P.Haack (CC BY 3.0)

Seite 19: congerdesign/pixabay.com

Seite 22: florentiabuckingham/pixabay.com

Seite 32: gefrorene_wand/pixabay.com

Seite 34: Pexels/pixabay.com

Seite 42: silviarita/pixabay.com

Seite 71: Immanuel Giel (CC BY-SA 4.0)

Seite 80: dbreen/pixabay.com

Seite 89: ponce_photography/pixabay.com